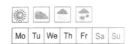

当一颗恒星离我们足够远，
那么它发出的光到达我们
的时间就会很长，
甚至可能当我们看到
这星光的时候，
这颗星⻔本身已经不存在了。

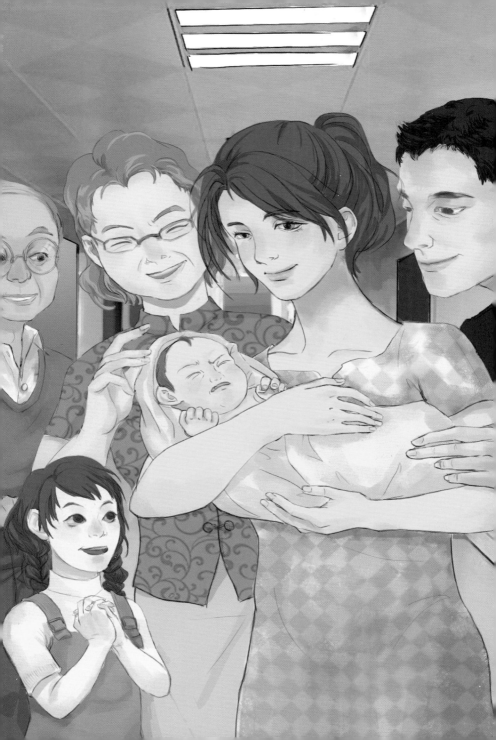

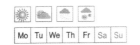
没有无痛的开端，
也没有无痛的结束，
我们在自己的哭声中来到世界，
又在别人的哭声中
与这个世界告别。

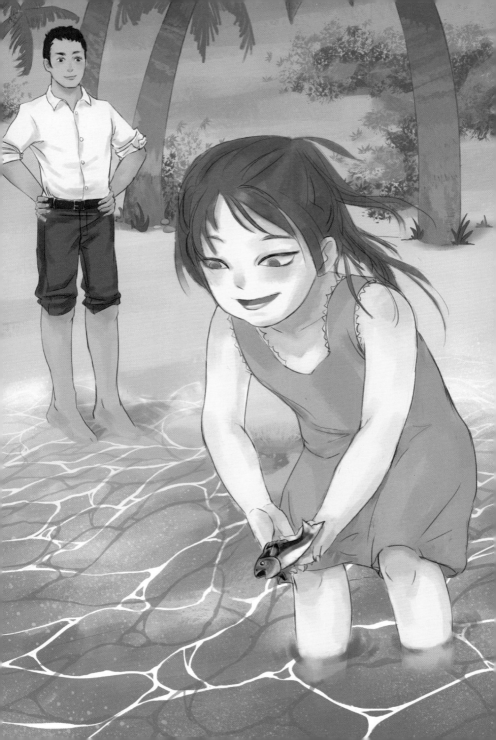

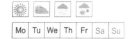

一个孩子的死亡
是任何人在一生中
所面对的最大惨剧,
先天性心脏外科医生
在职业生涯中
多次目睹并承受着
这些言语诉说的真相.

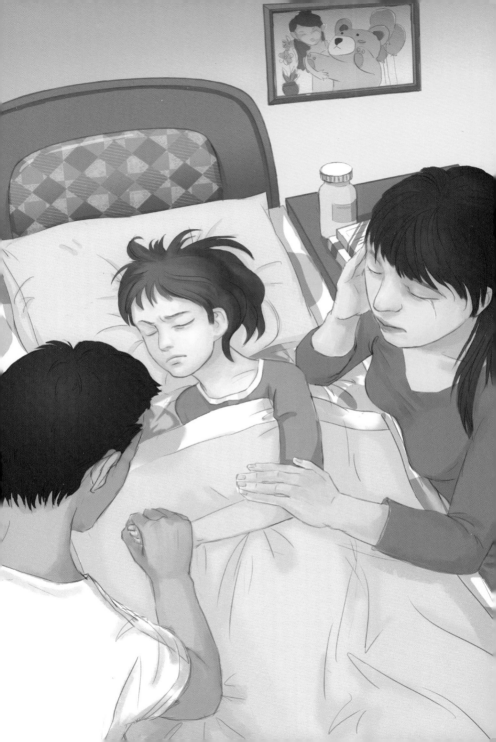

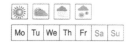

医生这个职业所以吸引人
乃是因为它给从业者可以
掌握人生死的错觉，
我们在这样的假象中
自我满足或自我麻痹，
但其实死神只是被我们逼得
暂时退却……

医生爸爸的**365**夜。

January
Su Mo Tu We Th Fr Sa

February
Su Mo Tu We Th Fr Sa

March
Su Mo Tu We Th Fr Sa

April
Su Mo Tu We Th Fr Sa

May
Su Mo Tu We Th Fr Sa

June
Su Mo Tu We Th Fr Sa

July
Su Mo Tu We Th Fr Sa

August
Su Mo Tu We Th Fr Sa

September
Su Mo Tu We Th Fr Sa

October
Su Mo Tu We Th Fr Sa

November
Su Mo Tu We Th Fr Sa

December
Su Mo Tu We Th Fr Sa

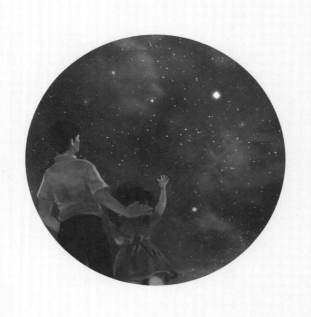

医生爸爸的365夜

李清晨 著

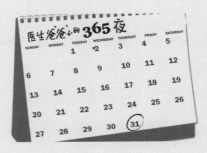

人民卫生出版社

图书在版编目（CIP）数据

医生爸爸的 365 夜/李清晨著.—北京:人民卫生出版社,2017
ISBN 978-7-117-23910-3

Ⅰ.①医…　Ⅱ.①李…　Ⅲ.①小儿疾病-诊疗-普及读物
Ⅳ.①R72-49

中国版本图书馆 CIP 数据核字（2017）第 117472 号

| 人卫智网 | www.ipmph.com | 医学教育、学术、考试、健康，
购书智慧智能综合服务平台 |
| 人卫官网 | www.pmph.com | 人卫官方资讯发布平台 |

医生爸爸的 365 夜

著　　者：李清晨
出版发行：人民卫生出版社（中继线 010-59780011）
地　　址：北京市朝阳区潘家园南里 19 号
邮　　编：100021
E - mail：pmph @ pmph.com
购书热线：010-59787592　010-59787584　010-65264830
印　　刷：北京画中画印刷有限公司
经　　销：新华书店
开　　本：850×1168　1/32　印张：10.5
字　　数：193 千字
版　　次：2017 年 6 月第 1 版　2017 年 6 月第 1 版第 1 次印刷
标准书号：ISBN 978-7-117-23910-3/R · 23911
定　　价：38.00 元

打击盗版举报电话：010-59787491　E-mail：WQ @ pmph.com
（凡属印装质量问题请与本社市场营销中心联系退换）

　　五年前，当我的医学史科普作品《心外传奇》即将付梓之际，我在扉页上写下了这样一句话："本书献给我亲爱的女儿憨憨。因为爱你，爸爸决心做一名合格的医生和科学写作者。"

　　因为《心外传奇》的大部分内容都是我在首尔大学医院学习期间完成的，异乡异客，我在对国内亲人朋友的无尽思念中敲打着键盘，憨憨当时还不到3岁，虽然有电话，有网络，可以视频，可我仍时时想孩子想得抓心挠肝。我经常说，现代人是体会不到真正的思念的，就像心脏外科先驱Gibbon，当其义无反顾地奔赴战场做军医时，他的妻子收到他第一封信的时间距离他出发已经过去了十个星期之久，这是一种怎样的煎熬？我们只知道即使有网络有电话，即使能频繁地联系，至亲至爱之间的思念，仍然是很折磨人的，当然，这对于当时的我来说，不过是一种单相思，憨憨因为有母亲的陪伴和照顾，对于父亲自然没有什么可想的。

我想要说的是，即使科技的进步已极大地改变了人类的生活方式，使人类摆脱至少是缩减了很多痛苦，但我们仍不会对生活完全满意，因为大多数人根本就不知道从前是什么样子的，只有那些在有生之年亲身经历过一些翻天覆地的变化与进步的人，才可能会有那种短暂的幸福和满足感。

　　人们对医学的感觉尤其如此，除了那些显著进步发生的时刻（比如抗生素的横空出世），人们多数时候对医疗都是不满的，因为人类对健康、长寿甚至是不切实际的永生的追求，是没有止境的，医学的局限性与人类这种期待的无限性的天然矛盾永远不可调和。 在当今的中国，这类矛盾更是经常以极其惨烈的形式表现出来，个中细节已无需多说，我只是经常会想到像 Gibbon 这样五代同为医生的家庭氛围所产生的一代宗师，在中国，恐怕很难于短时间内出现，至少我的女儿，我是不建议她学医的，可我又不希望她对医学一无所知，于是便想到要给她写一本书，待其认字足够多时可以看懂个大概，当其长大成人，也为人母时，希望这本书对她也仍有帮助，至少在医学健康方面能帮她建立一种理性的思维方式。

　　因为医学的进步日新月异，多年以后，本书中提到的很多观点必然会有更新，甚至可能当读者朋友看到此书时，最新的观点已经与我写作时有些许不同了，但作为一名业余科学写作者，我会努力在书中传达一种科学精神，这种精神不会因岁月的流逝和具体观念的进步而褪色，它薪火相传，源自千年以前，直到百年之后。

也就是说，这样一本书虽然写的是与医疗相关的东西，却绝不是一本可以替代医生诊疗的宝典，倘若读者能从中获益，也应该是更好地理解现代医学，从而更好地配合医生完成就医行为。 只是我写下这些话的时候，不免有些心虚，中国医学的现状有很多尴尬的地方，有些医生的执业行为也未必完全符合科学原则或者诊疗规范，当读者遇到自己从书中读到的东西与就医时遭遇的情况不一致时，怎么办呢？我对读者的建议仍然是，听医生的，否则，你又何必来医院呢？ 这显然并非一个完全之策，只是两害相权取其轻的选择，因为有些情况原本就不必就医的，如果你认为孩子的病情属于这种，真的不必折腾到医院里去，只是这样的判断需要稍微冒一点儿风险，就是判断失误的后果要自己承担。

本书中会有一部分这类内容，我认为是年轻家长应该掌握的常识部分。 比如像普通感冒之类的自限性疾病，在小儿患者中并非少见，为了这些情况给予十万分的焦虑，甚至觉得"天都快塌下来了"实在没有必要。 还有一部分内容则属于典型的需要在医院里积极处理的疾病，需要家长了解的是一些诊疗思路和处理流程。 最后还会有一些让人不甚愉快的东西，就是现阶段尚无良策的情况，一定要写这部分内容，一则是希望读者明白医学的局限性，二则希望各位家长一旦遭遇这类情况时应学会理性面对，不要胡乱接受"江湖术士"的暗示。 这些未被医学彻底攻克的堡垒，仍有待最杰出的科学家们去探索发现。 我所掌握的全部知识，无一不是来自于这些先行者，作为这些最杰出科学家的最平庸继承者，我愿把我认为有价值的部分与诸位分享。

那么，就让我们开始吧。

从哪里好呢？ 嗯，哭闹，一定是哭闹。

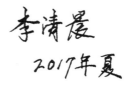
李清晨
2017年夏

目录

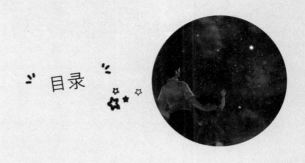

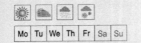

痛的性质，然而很多时候孩子没有主诉，不能说清楚自己的感受，从这个意义上来说，儿童医院的医生在专业性上可能是距离兽医最近的一群人，因为兽医显然更不可能获得主诉。

阑尾炎·常识·往事·轶事 / 21

今天，在很多非专业医生的人眼里，阑尾炎只是一个"小手术"就能解决的问题，客观地说，阑尾炎手术与心脏手术、脑外科手术相比，若论手术操作的复杂程度和手术风险，确实不可同日而语。 饶是如此，这种普通人在一生中最为可能遭遇的手术，其演进的历程仍然不是一帆风顺的，即使在今天，也间或会给外科医生带来麻烦。

家有小儿，常备开塞露 / 31

每次值完夜班之后，我都想把有关开塞露的用法告诉所有的孩子家长，毫不夸张地说，这将在很大程度上减少儿科医生的工作量，同时，也必然会减少家长许多不必要的折腾。 开塞露真有这么大作用么？

我用"话聊"治腹痛 / 39

随着医学模式的改变，医生应关注儿童的心理问题，及时发现功能性腹痛患儿的心理因素，并为其创造一个轻松和谐的生活学习环境。 但是很显然，包括笔者在内，想对这类患儿关爱到这种程度，在目前的条件下，基本不可能。 一念及此，更觉得我的这次所谓"成功"属于瞎猫碰到死耗子了。

11

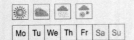

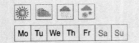

医生爸爸的
365夜

近些年关于儿童血铅超标及铅中毒的事件不时见诸报端,每一次都会引起短时间的舆论关注,这等事情为什么会发生? 铅对儿童的戕害到底有多大? 为减少这些铅祸,我们都做过哪些努力? 这些努力奏效了么? 这些问题,其实说来话长。

绝大多数女孩的性早熟在现今条件下找不到器质方面的原因(男孩则相反,80% 以上是器质性的),少部分由于卵巢肿瘤等因素导致的性早熟,其相关肿瘤究竟是因为什么发生的,还是搞不清楚。 可以这样说,这些家长最着急知道的,恰恰在通常情况下是最没必要的,因为明确诊断之后,最重要的乃是如何治疗。

对于需要治疗的黄疸,最常应用而有效的方式是光疗(常用蓝光,也可选白光或绿光),但如果孩子并非病理性黄疸,予蓝光照射很可能就弊大于利了,因为近些年的研究表明,新生儿期的胆红素升高是机体应激反应的一部分,有助于新生儿防御各种氧自由基的损伤,因此对于临界状态的情况,是否应予蓝光照射,还真得在胆红素毒性及其给机体带来的益处之间仔细地权衡一番。

作为一名儿童医院的医生,平时最常被年轻父母问及的问题就是:"大夫,你说我们孩子吃哪种钙好?"这个看似简单的问题,其实并不容易三言两语

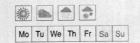
说清楚，由于多年以来的宣教，几乎所有父母都对佝偻病这一小儿多发病抱有警惕，绝大多数为孩子补钙的原因也都是为了预防佝偻病，但年轻的父母对于佝偻病到底了解多少呢？

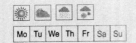

可面对一个已经心力憔悴几近崩溃的母亲我该怎么说呢……

心脏移植亲历记

吻合接近完成时，我再次被换下。 这时已近凌晨 4 点。 我不想看后面的步骤了，匆忙离开医院。 凌晨 4 点首尔的街，空气清冷。 已经是岁末，我开始怀疑，春天是不是真的会在严冬过后如约而至。 那个女孩的生命结束了，但是她那颗健康的心脏能换回久病男孩生命的春天么？ 她的肝脏和肾脏又将救活谁呢？

剖心启示录

美国成为了心脏外科创始阶段的最前沿阵地，其原因固然有好多，但这些在关键时段勇于奉献的家长，不应被后人忘记。 也许他们深深懂得丧子之痛的痛楚，才比别人更希望可以通过医学的进步使别的家庭免于这种悲剧的袭击，"因为懂得，所以慈悲"，就是为这些父母最好的注脚吧。

小儿得了恶性肿瘤就必死无疑么

慈幼为怀也许是人类的本能天性，即使在动物界爱护幼崽也是常见的维系种群延续的策略，但动物难逃自然界弱肉强食的法则，在重大疾病面前也没有抵抗能力，只能任由死神蹂躏。 在现代医学出现之前的相当长的一段岁月里，人类在面对疾病时的情况也比动物强不到哪里去。

小儿白血病不是不治之症

白血病是 1845 年由两位独立的观察者确定的一种新疾病，但显然这种病不可能是 1845 年才出现，因为之前就有一些病例的报告，其症状描述和白血病相符。 考虑到当时的历史环境，不断出现的感染性疾病和各种慢性疾病占据了医学界大部分资源，这种并不常见的病能够被识别出来，实在是一件很了不起的事。

折翼天使，谁来决定你的生死

很显然，在特别极端的案例中，通常不会有太大争议，比如一个仅仅是唇裂畸形的患儿若被家长抛弃荒野，恐怕会遭到一致的谴责，相反的情形是，一个有多发严重畸形的患儿，即使救活，其预后也将是完全痛苦而悲惨的生活，这种情形之下的放弃治疗，就可能会获得多数舆论的支持。 但介于这两者之间的大量中等程度的畸形，如何选择才是对的，就很难说了。 别人又何以有资格慷他人之慨呢？

小孩儿你连腰都没有，腰痛什么

对待孩子的小小不适，我的主张是"宁枉勿纵"，如果最后证明没事，那就当解除了心疑暗鬼，如果真的发现了必须要解决的重大问题，那可就是改写了孩子的一生。 毕竟，现代的人类文明，不允许我们轻易放弃任何一个生命。

为何不是你，陪我到最后

女孩儿是幸运的，毕竟她是在进入昏迷状态之后才被转入重症监护室，但我总是忍不住在想那些意识尚存的年长儿，当他们被送入 ICU，在与亲人隔绝的情况下独自面对死亡，是一个多么可怕的场景？ 他们的心里一定充满了哀怨，为何你们不能陪我到最后呢……

后记：你相信鬼魂吗

医生爸爸的365夜。

January

Su Mo Tu We Th Fr Sa

February

Su Mo Tu We Th Fr Sa

March

Su Mo Tu We Th Fr Sa

April

Su Mo Tu We Th Fr Sa

May

Su Mo Tu We Th Fr Sa

June

Su Mo Tu We Th Fr Sa

July

Su Mo Tu We Th Fr Sa

August

Su Mo Tu We Th Fr Sa

September

Su Mo Tu We Th Fr Sa

October

Su Mo Tu We Th Fr Sa

November

Su Mo Tu We Th Fr Sa

December

Su Mo Tu We Th Fr Sa

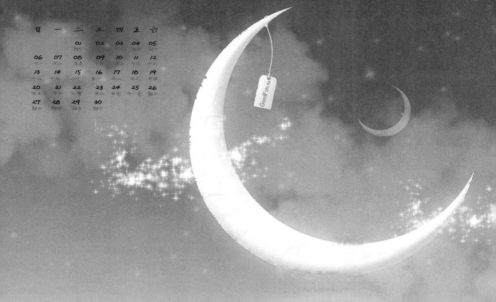

日	一	二	三	四	五	六
		01	02	03	04	05
06	07	08	09	10	11	12
13	14	15	16	17	18	19
20	21	22	23	24	25	26
27	28	29	30			

哭闹待查

哭是怎么回事？ 诗意一点儿的说法是，没有无痛的开端，也没有无痛的结束，我们在自己的哭声中来到世界，又在别人的哭声中与这个世界告别。 诗人充满感性与直觉的喟叹，揭示了一个几乎众所周知的事实——哭泣似乎总是与痛苦相关。

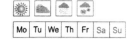

哭闹待查

哭是怎么回事？ 诗意一点儿的说法是，没有无痛的开端，也没有无痛的结束，我们在自己的哭声中来到世界，又在别人的哭声中与这个世界告别。 诗人充满感性与直觉的喟叹，揭示了一个几乎众所周知的事实——哭泣似乎总是与痛苦相关。

不过在医生眼里，却并非总是如此。 比如一个产科医生，若发现刚刚娩出的婴儿怎么刺激都不会哭，那医生可能就想哭了，无论是发生了窒息或是别的什么更糟糕的情况，都绝不是什么好兆头，所以这种情形之下的哭声，作为人类来到这个世界上的第一个宣言，对医生来说非但不意味着痛苦，反而应该是世界上最美妙的音乐。

我在医院里也常常遇到因为各种外伤或其他重病来住院的患儿，孩子的哭闹总是让家长倍感焦虑，我总是这样安慰家长："不要太担心，你看孩子哭得这么有力，说明他还不是太重，真正危险的重症，孩子已经哭不出来了。"

听到这些话时，焦躁的家长一般都能稍微冷静一些。

查房的时候，偶尔也会遇到那种哭闹的特别剧烈的年长儿。 我会对那孩子说："你知道么，当医生需要同时面对许多生病的孩子时，医生会优先照顾那些不哭的，因为可以大声啼哭的，往往都不是病情最重的，在灾难发生之后的急救中，尤其如此，哭闹最响亮的，很可能是最后获救的。"不过，这番话很少真的奏效，家长们会是一副恍然大悟原来如此的表情，孩子们倒是该哭还是哭，一点儿也不给我面子。

初为人父母时，孩子的哭闹总是让他们无所适从。 无计可施的时候，家长也许会采取任何看起来似乎有用的措施。 我出生在农村，小时候，在上学的路上经常看到村口路边的电线杆上贴有写满类似符咒似的黄裱纸，上面有这样的几行字："天皇皇，地皇皇，我家有个夜哭郎，路行君子念三遍，一觉睡到大天亮。"有些"君子"大概会真的规规矩矩地站在那儿老老实实地念上三遍，然后长出一口气，仿佛做了一件功德似的。

可宝宝到底为什么哭呢？ 最简单地说，是小家伙感觉

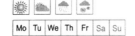

不爽，你们这帮没眼力见的大人居然不知道我十分难受，哭给你们看！ 没有语言表述能力的婴儿，哭闹是其最有效的表达要求或痛苦的方式。 当婴儿受到饥饿、困倦、需要拉屎撒尿等内在的生理刺激，或来自外部的寒冷、疼痛、疾病的刺激，都可以导致婴儿的哭闹。 个别时候，哭闹的确是某种病症的表现之一，但更多的时候婴儿的哭闹还是属于生理性范畴。 因此，年轻的家长如果不能善加区分，那就很容易被婴儿的哭闹搞得过于紧张。

啼哭是新生儿期的一种本能反应，通常哭声嘹且亮中气十足的时候，多属生理现象。 家长首先需要考虑的应该是孩子是否是饿了、尿了，或者过冷过热、姿势不舒服。 有的婴儿常在睡前哭闹，睡着以后自然安静下来进入深沉的熟睡中，这种情况民间俗称"闹觉"。 有学者认为，这种现象可能是在帮助婴儿消耗过剩的精力，好让他们恢复安逸的状态——原来我们骂人用的"吃饱了撑的"居然有这么久远的渊源，这可是从出生时就有的现象啊。 有的孩子白天睡得多而夜间哭闹得厉害，就需要设法纠正其生活规律了（婴儿最初是不知道白天和黑夜的区别的），不然，大人孩子一起遭罪。

我疑心那个咒语之所以能够一代代流传下来，可能就是由于这部分情况。

孩子生活规律了，夜哭的情况也减轻了，只是孩子的爹娘把这种情况的改善归功于咒语。 在迷信横行的年代，类似的咒语流行并传下来也就不足为奇了。 古老的咒语当然不会真正解决问题，在缺医少药的乡村，怕是乡亲们也未必确信其真个有用，聊胜于无吧。 通常而言，人们总是更容易接受那种咒语"有效"的情况，而忽略了实际上大多时候无效的例子，当然贴个咒语而已，不灵也没损失什么。 对于确实是病理情况下的哭闹，那是念啥"咒"也不会灵了。

那么常见的病理性的哭闹有哪些呢？

凡能引起小儿身体不适或疼痛的任何疾病，均可使其哭闹不安。 若要讲清楚所有的原因，足够写成一本大部头的专著。作为非专业人士的家长自然不需要掌握那么多，这里仅就几种常见且凶险的情况大略谈一下，希望对家长有所帮助。

腹痛

腹痛是引起患儿哭闹的较常见原因之一，这种情况下患儿的哭闹常同时伴有脸色苍白、呕吐、大汗等，家长须留意观察。 实际上可导致腹痛的具体疾病又有很多，即使是一

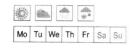

名有经验的门诊医生也往往无法在短时间内就明确诊断。

民谚有云"肚子疼不算病，有泡屎没拉净"，话虽糙，却颇能说明问题。在门诊考虑为腹痛的患儿，大约得有近1/3的情况经开塞露灌肠排便以后（大约几分钟后起效）腹痛得以明显缓解，甚至当即就会哭闹停止、一般状态好转。

如果经开塞露灌肠排便之后患儿的情况没有改善，就需要考虑别的较为严重的情况了。所以，当家长发现患儿出现哭闹不安且数日未排便的时候（有时仅当日未排便即会出现上述情况），不妨先自行在家中试用开塞露灌肠，也许就能免除一次到医院折腾的麻烦，如无缓解再赶往医院也来得及。

有一年春节，我初二夜班，一大堆春节吃东西吃撑吃胀的小朋友，花3块钱挂号被我用8毛5分钱的开塞露给摆平了。家长们纷纷慨叹，唉，折腾到医院就拉了泡屎……

肠套叠

比较凶险的一些急腹症，诊疗不及时往往会危及患儿的生命，比如肠套叠。肠套叠系一部分肠管套入相邻的肠管之中，如不及时治疗常可导致患儿死亡。典型的肠套叠常导致患儿突然发作的阵发性哭闹、屈腿、面色苍白，每次发作数分钟，之后患儿安静或入睡，约数十分钟后再发作，如此反复……继续发展会出现呕吐，甚至由于肠壁血管破裂出血而导致便血。

在发病早期多数患儿可予非手术疗法治愈，比如空气压力灌肠和钡灌肠水压复位，延误到病情已经非常严重才就诊的患儿就不得不手术处理了。

阑尾炎

阑尾炎在小儿急腹症中亦并非少见，只是很多家长总以为只有大人才会得这个病。其实小儿阑尾炎不但常见，而且由于小儿的生理结构特点，其病情往往较成人更为严重，年龄越小越容易发生穿孔。诊疗不及时会带来严重的并发症，甚至死亡。

到目前为止，国内外报道婴幼儿急性阑尾炎的误诊率约35% ~ 50%，新生儿误诊率更是高达 90% 以上。早期明确诊断，适时予以手术治疗多能取得良好的预后。

脑性尖叫

还有一种比较特殊的哭是明显异于常态的，那是一种高

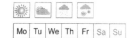

调的尖声哭叫，很刺耳，我们称其为脑性尖叫。 如果用光谱仪检测其哭声，可分辨出异常的波形。 常见的引发脑性尖叫的疾病有缺氧缺血性脑病、颅内出血、脑积水等。 这种哭声实在太特殊了，一般的家长都会觉得不对劲，进而求医诊治。

其他

至于佝偻病、营养不良性贫血之类的患儿也可有烦躁、哭闹、睡眠不安的情况，鉴于类似的情况同上述种种比较起来不是特别紧急，这里就不细说了。

总之，如果家长确实对孩子的哭闹搞不清状况，为保险起见，我还是建议父母带着宝宝到医院走一遭。 不必说什么给大夫添麻烦了一类的话，谁叫他们穿了这身白大褂！

日	一	二	三	四	五	六
						1
2	3	4	5	6	7	8
9	10	11	12	13	14	15
16	17	18	19	20	21	22
23	24	25	26	27	28	29
30						

"致命"呕吐

一个新生命的到来对于绝大多数家庭来说，无疑是大喜事一桩，尽管可以预见到未来的种种麻烦，新晋级的父母仍会打起百倍精神准备迎接挑战。 但有些麻烦却不那么好对付，至少仅有热情是远远不够的，也许一个不经意的疏忽就会导致严重的后果，比如说宝宝的呕吐。

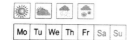

"致命"呕吐

一个新生命的到来对于绝大多数家庭来说，无疑是大喜事一桩，尽管可以预见到未来的种种麻烦，新晋级的父母仍会打起百倍精神准备迎接挑战。 但有些麻烦却不那么好对付，至少仅有热情是远远不够的，也许一个不经意的疏忽就会导致严重的后果，比如说宝宝的呕吐。

对于那些一过性的、偶发的、轻度的呕吐，通常不必过于紧张，一般不需要任何治疗就可以自愈，而有些生后早期即发生的、持续的、剧烈的呕吐，就极可能是重大，甚至是致命性疾病的提示，我们姑且将这一类呕吐称为"致命呕吐"。 这类呕吐虽然是小概率事件，但作为家长，一旦遭遇孩子的呕吐（无论何种类型），往往会极为紧张甚至恐惧。 想做点儿什么又不知如何是好的无助感，更会加重家长的焦虑。

因此，未雨绸缪，多少知道一些有关呕吐的知识，至少会让家长在事到临头时不至于太过慌乱。

我在夜班急诊遇到过这样一个病例，孩子出生30个小时，呕吐，腹胀，状态差。家长打开小被以后，我发现孩子的腹部明显膨隆，就问家属："这孩子有屁眼么？""有啊，怎么没有呢，你看看"一个老太太打开了孩子的尿布，原来在其正常肛门的部位，仅有一极狭窄的小孔，约火柴杆粗细，周围仅有极少量黑色胎粪，并没有正常的肛门形态，小孔周围成薄膜状，隐约可见其未排出的黑色胎粪。"快把孩子包起来，住院，手术，这是肛门闭锁的一个类型，不手术孩子没有生存机会，快去办住院手续！"我赶忙开了入院单，安排其住院急诊手术，不然，这孩子必死无疑。

家长好像还有很多问题，我告诉他们所有的情况在住院以后再和医生沟通，事有轻重缓解，此时正宜争分夺秒，孩子的状态已经不太好了。

据文献报道，肛门直肠畸形的发生率在1500名新生儿中就有1例，考虑到我国庞大的人口基数，此类患儿的总数还是挺吓人的。很多外科医生在见着自己孩子的第一面时，就是把孩子的俩腿分开，检查一下孩子有没有肛门——这显然是由于职业敏感导致的条件反射。其实医学

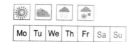
专业以外的家长如果稍微细心点，也能尽早发现问题，而这个家长直到孩子发生呕吐，仍未意识到真正的问题所在。好在，生后 30 个小时来就诊还不算太晚。

因为肛门闭锁属于消化道最末端的梗阻，因此患儿通常不会打吃第一口奶就开始吐，所以导致部分家长没能在第一时间就发现问题。实际上消化道自上而下的任何一个部分若存在先天的闭锁都会导致梗阻，而且通常位置越靠上，发生呕吐的时间就越早。

在这一类疾病当中，以食管闭锁最为凶险，直到现在，对我国的医院来说该病的治愈率仍是一项代表其新生儿外科技术水平的标志。虽然早在 1670 年人类就已经有对食管闭锁的报告，但在 20 世纪 70 年代以前本病的死亡率一度极高，近年来随着外科及其相关技术的整体进步，治愈率才有所提高，在一些先进地区其治愈率已接近 90%。

食管闭锁通常都能在很早的时间内为家长察觉，就是因为患儿在第一次喂奶的时候就会出现呕吐、呛咳，而且唾液过多，会不断地自口腔外溢。对那些产前检查就发现母亲羊水过多的患儿，生后家长尤其要注意其呕吐的情况。只有尽早手术，孩子才有机会活命。好在这种异常凶险的疾病发病率在我国较低，约为 4000 例新生儿中有 1 例。

通过上述两种情况，我们可以举一反三，那便是食管以下肛门以上的任意一部位存在闭锁都将导致患儿严重的呕吐，而且多在当天即可出现。 但有一种情况，需要特殊提一下——先天性肥厚性幽门（幽门即胃的出口）狭窄，此类患儿生后早期多半无明显异常，吃奶及大小便都正常，但生后 2～3 周开始发生呕吐，频繁且剧烈，也偶有推迟到生后7～8 周才出现呕吐的病例。 这是因为患儿幽门环肌肥厚和增生是一个过程，只有达到使其幽门管狭窄到引起梗阻的程度，患儿才会出现呕吐。 和上述消化道闭锁的情况比较起来，幽门狭窄似乎不那么凶险，但若任其发展，患儿也有性命之虞。 因为随着呕吐的加剧，由于奶水的摄入不足，患儿最初体重不增，以后则迅速下降，发病 2 周而未经治疗的患儿，其体重可以较出生时体重低 20% 左右。 由于发病初期呕吐导致大量的胃酸丧失，可引起患儿体内发生碱中毒，并出现相应的症状。

也许正是由于这种呕吐出现相对较晚，因而家长对此缺乏足够的警惕，导致前来就诊的患儿中往往多数都已存在严重的营养不良。

很多家长可能要问，这些疾病的病因是什么，如何预防，有没有办法在孕期就发现这些疾病呢。 遗憾的是，以

13

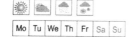

目前对这类疾病的认识水平，尚无任何一种行之有效的预防手段，产前检查通常也极难准确判定此类疾病的存在，仅食管闭锁可能在产前检查中发现异常（如果超声检查发现羊水过多、胎儿胃泡影消失及食管上端明显扩张，则高度怀疑食管闭锁的存在，而这对产科超声医师又具有极高的挑战）。

前面说的三种情况都是属于必须以外科手段来解决的呕吐，这仅仅是众多可引起呕吐的情况中很少的一部分，也就是说，以呕吐为主要症状的致命性疾病远不止这三种。总之，只要患儿的呕吐是剧烈、频繁、持续，且患儿一般状态逐渐变差的，必须及时求助于专业医生。

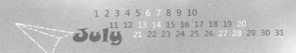

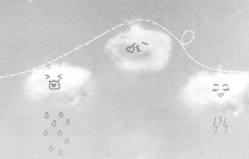

小儿"急腹症"，不容忽视的致命腹痛

如果说发热是小儿内科急诊最常见的就诊原因，那么小儿外科最常见的急诊原因则一定非腹痛莫属了。对于门诊医生来说，首要的问题是判定腹痛的性质，然而很多时候孩子没有主诉，不能说清楚自己的感受，从这个意义上来说，儿童医院的医生在专业性上可能是距离兽医最近的一群人，因为兽医显然更不可能获得主诉。

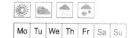

小儿"急腹症",不容忽视的致命腹痛

如果说发热是小儿内科急诊最常见的就诊原因，那么小儿外科最常见的急诊原因则一定非腹痛莫属了。 对于门诊医生来说，首要的问题是判定腹痛的性质，区分这种腹痛是否需要住院。 我读硕士期间专业是普通外科学，对小儿外科了解不多，因此刚开始在儿童医院工作时，面对小儿不免有些头皮发麻，因为很多时候他（她）们没有主诉——不能说清楚自己的感受。 从这个意义上来说，儿童医院的医生在专业性上可能是距离"兽医"最近的一群人，因为兽医显然更不可能获得主诉。

小宝宝表达腹痛这种不适，最常用的手段是哭闹。 可问题是，哭闹不具有特异性，无论饥饿、困倦、疼痛，所有的不良刺激都可以导致婴儿哭闹。 深更半夜仅仅因为小儿哭闹就来医院挂急诊外科的家长不在少数，有一次我经过查体问诊（当然是问患儿父母）最后得出结论：孩子哭是因为奶奶回家了，这对儿粗心的父母根本不会照顾孩子。

宝宝的哭闹多数都是生理性的，有些腹痛可能只是因为患儿没有及时排便。但那种需要外科手术干预的急腹症可就没那么简单了。

外科急腹症不是一个具体的疾病，而是一组以发病急、变化快、需要紧急处理或手术为特点的急性腹痛性疾病。可引起小儿急腹症的疾病很多，很难在一篇小文章里详细说清楚，笔者仅以临床较为常见的足以致命的肠套叠和阑尾炎为例，来简单说明一下小儿急腹症的特点、危害及诊治过程，希望能对年轻的父母有帮助。

肠套叠

肠套叠是婴儿期一种特有疾病，很多家长都非常奇怪为什么自己的孩子会得肠套叠，我也只能遗憾地据实以告：肠套叠的发病原因至今尚不清楚，除个别情况有解剖学异常的因素外，多数病例找不到明确的病因……这等于说，想采取什么措施让自己的孩子免于肠套叠这种危险，根本没有可操作性。

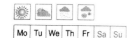

　　因此与其纠结肠套叠的发病原因，还不如了解一些肠套叠的基本知识，一旦出现也好识别。事实上由于部分肠套叠在充气复位之后仍有复发的可能，有些家长在第一次发病的时候就大致掌握了肠套叠的特点，以至于第二次刚一到门诊就提示医生孩子可能是肠套叠。类似的情况我遇到过好几次，查腹部超声，果不其然，印证了家长的判断，正是久病成医的典范。

　　肠套叠以 1 岁以内，尤其是 4 ~ 10 个月婴儿最为多见，这个时期是发病高峰期，5 岁以后发病罕见，男女之比为（2 ~ 3）:1，男孩明显多于女孩，一年四季均可发病，但以 3 ~ 5 月份发病最多。

　　肠套叠发病早期最典型的表现是阵发性腹痛和呕吐，腹痛规律性发作，每次间歇 10 ~ 20 分钟，持续数分钟或更长时间后腹痛缓解，孩子安静或入睡，之后又反复发作；这期间可伴有呕吐，呕吐物可含有乳块或食物残渣，更严重的情况甚至可有粪便样液体，出现这种情况时通常预示疾病已不是早期了。

　　除腹痛、呕吐之外，肠套叠的另一个重要症状就是果酱样黏液血便。根据我的经验，多是远离城市的偏远地区的患儿有这种情况，在城市的患儿通常不会耽误到出现血便才来就诊——此前的腹痛（可能表现为哭闹）和呕吐已经足以引起家长的警惕。

空气灌肠复位是治疗肠套叠的首功之臣。在我国小儿外科奠基人之一的佘亚雄的倡导之下，1953年上海第二医学院建立了我国第一个小儿外科专业。1959年他领衔研究成功"空气灌肠治疗小儿肠套叠"新技术，可以称为是那个时代的代表性成就，90%的肠套叠早期病例可以不行手术而治愈。空气灌肠复位技术简单安全，需要的设备也便宜，易于推广，因此在国际上被广为赞许，这是中国医生对现代医学的原创性巨大贡献，因这一技术创新而获益的患儿难以数计，就连我的两位同事，小时候都因为肠套叠被空气灌肠复位救过小命。

阑尾炎

阑尾炎引起的腹痛不同于肠套叠，通常会渐进性加重。外科医生结合查体、血细胞分析及腹部彩超等辅助检查，就可作出诊断。对于小儿阑尾炎来说，一经确诊，首选手术，只有极个别情况才适于保守治疗。很多优柔寡断的家长在获知了相关风险之后，对于是否手术犹豫不决，其实即使存在手术同意书上提到的有关风险，对于患儿来说，手术

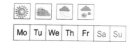

仍是唯一正确的选择。 即使外行也能想通，急性阑尾炎早期显然要比已经化脓坏疽甚至穿孔演变成腹膜炎的情况容易处理。 更为关键的是，当阑尾炎已经合并化脓穿孔时，即使手术顺利，术后并发症的发生概率也会大大增加。

家长需要想清楚的是，当医生已经建议手术治疗时，说明这种情况不做手术将要面对的风险将远比做手术可能出现的意外情况严重得多，尤其对于小儿来说，当阑尾已经化脓穿孔，合并弥漫性腹膜炎而无局限趋势时，不做手术基本是死路一条。 这一番权衡，其实早在明确向家属提出建议之前就已在医生心中完成了，但手术的决定却仍需家长来下。

阑尾炎在外科学中的地位举足轻重，有关这方面的内容，我将在之后的文章里继续详谈。

阑尾炎·常识·往事·轶事

今天，在很多非专业医生的人眼里，阑尾炎只是一个"小手术"就能解决的问题，客观地说，阑尾炎手术与心脏手术、脑外科手术相比，若论手术操作的复杂程度和手术风险，确实不可同日而语。饶是如此，这种普通人在一生中最为可能遭遇的手术，其演进的历程仍然不是一帆风顺的，即使在今天，也间或会给外科医生带来麻烦。

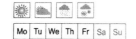

阑尾炎·常识·往事·轶事

今天，在很多非专业医生的人眼里，阑尾炎只是一个"小手术"就能解决的问题。客观地说，阑尾炎手术与心脏手术、脑外科手术相比，若论手术操作的复杂程度和手术风险，确实不可同日而语。饶是如此，这种普通人在一生中最为可能遭遇的手术，其演进的历程仍然不是一帆风顺的，即使在今天，也间或会给外科医生带来麻烦。

因为阑尾切除手术虽然是腹部外科最基本、最常用的一种手术，但由于阑尾炎所引起的病理改变程度、阑尾所在的部位和患者的一般状况往往存在较大差异，因此也导致手术难易程度相差较大。顺风顺水的时候，外科医生从开皮、进腹，到提起阑尾，手起刀落切掉阑尾，关闭腹腔，可能十几分钟或半个小时就可结束战斗；点儿背的时候，遭遇复杂情况要一两个小时也难说，甚至会出现几位外科大佬同时上台会诊，花费数小时而仍找不到阑尾的尴尬局面。

早在我还在教学医院实习的时候，带教医生曾在一次阑尾炎术后，幽幽地问了我这样一个问题："清晨，你觉得阑尾手术最麻烦的事儿是什么？""是找不到阑尾！"我想都没想就脱口而出，不料老师却说："比找不到阑尾更糟糕的是，开腹以后，你发现根本不是阑尾炎。"

我当时对这句话理解并不深，只是在心里默默地背诵了一遍关于阑尾炎的鉴别诊断。后来，随着自己的经历越来越多，才越来越理解这个说法的价值所在。

从在教学医院的外科实习算起，我已经记不清跟过多少次阑尾炎手术了，多数情况都是诊断无误，术后病人恢复顺利，但有限的几次术前判断失误却记忆深刻，有开腹之后发现是右侧卵巢破裂的，有肠结核肠穿孔的，有十二指肠憩室穿孔的，甚至遭遇过一次左侧卵巢黄体破裂……我把这种情况叫做"趟地雷"。这个世界上可能没有任何一个外科医生没经历过"趟地雷"的情况，如果一个外科医生敢宣称他一生未出现过差错，也许他非但不是医生，大概连人都不是——只能是"神"一级的。

现代医学发达如此，也仍是有局限性的。因此任何一

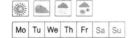

次手术之前，医生都会同患者签订一份手术同意书，很多人对这份同意书有误会，认为里面列举的情况太过恐怖，有夸大之嫌。其实，凡是被外科医生写进手术同意书中的并发症及不良后果，没有一个是不曾发生过的，只是随着医学技术的进步，手术的安全性已大大提高。至少以我上面提到的几次"趟地雷"的情况来看，那几个病人最后都得到了妥善的处置，最后痊愈出院。

当然，即使不是这种情况，仅阑尾炎手术本身，也存在难度差异，除却先天的解剖学异常这种无法人为干预的情况外，阑尾病变的程度就成了非常重要的因素。

阑尾炎最先出现的症状是腹痛，典型的腹痛发作始于上腹部，有些人认为是胃痛，然后疼痛逐渐向脐部移动，6～8小时后，疼痛局限于右下腹。70%～80%的病人具有这种转移性腹痛的特点，也有部分病人开始即出现右下腹痛。如果再合并厌食、恶心、呕吐、乏力、发热，就极可能是得了阑尾炎，建议及时到外科就诊，不可大意。

拜发达的现代医学所赐，现在已经极少听到有什么人死于阑尾炎了。但在人类对这一疾病认识得还不够透彻的当年，情况却并非如此，别说我提到过的误诊的情况，就是诊断无误，也有不少人死在阑尾炎上，这其中不乏有名有姓的

24

对外科学发展有着举足轻重作用的著名医生。

阑尾位于右髂窝部,外形呈蚯蚓状,长约 5 ~ 10cm,直径 0.5 ~ 0.7cm,起始于盲肠根部,附着于盲肠后内侧壁。由于它是那么的不起眼,以至于早期的解剖学家根本就没注意到这个小东西。 以现存的资料来看,最早在解剖图中绘出阑尾的是欧洲文艺复兴时期的达·芬奇,不过该作品虽创作于 1492 年,却直到 18 世纪才为人所知。 在医学史上,人们通常认为,1521 年意大利医生卡尔皮最早描述了阑尾这个器官。

目前已知的人类第一次完成阑尾切除术的时间是 1735 年,但那一次并不是因为阑尾炎。 当年,英国医生克劳狄斯在为一位 11 岁的男孩经阴囊切口做疝气手术时,发现疝内容物是已经穿孔的阑尾,并形成了粪瘘,他为这个男孩切除了阑尾,并修补了疝,患儿最后得以康复。 这一次阑尾切除显然有一点儿瞎猫碰死耗子的成分,因为克劳狄斯并未预料到他会在做疝手术时与阑尾邂逅(疝内容物通常为小肠)。

尽管阑尾炎这种疾病是如此的常见,不少医生也对这种典型的右下腹痛做过研究,并提出过一些观点,但均无太长久的影响,直到距离人类第一次阑尾切除的 151 年之后——

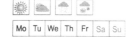
1886 年美国医生菲茨才将这种右下腹痛锁定于阑尾，并第一次提出了"阑尾炎"这一术语。尽管不少人对这种由拉丁词干与希腊语后缀构成的新词十分不爽，可还是没能阻挡这一单词被广泛接受。菲茨在当时便提出，早期切除阑尾乃是治疗阑尾炎的合理手段。

在此之后，关于右下腹痛，已经没有其他解释能够挑战菲茨提出的阑尾炎学说，而此前一度流行过的诸如"盲肠炎"及"盲肠周围炎"，也渐渐消声觅迹。

今天的人们似乎难以理解，为什么人类对于阑尾炎的认识经历了那么多曲折。须知，外科学是在解决了麻醉和手术感染之后才真正发展起来的，而 1886 年菲茨提出治疗阑尾炎的最佳手段是早期切除的时候，麻醉学才刚刚起步（1846 年乙醚全身麻醉才出现，1892 年才有局麻），无菌术尚未完善（1889 年才出现手臂消毒，1890 年做手术的时候才戴橡皮手套），而抗生素更是连影子都没有呢，青霉素是在 40 多年以后的 1929 年才横空出世。从这些因素中，我们不难看出，当时做阑尾切除手术的风险与现在相比，乃判若云泥，今日所谓之小小的阑尾手术，在当年也是大大地有风险，无怪乎当时不少医生对阑尾切除手术持反对态度了。但即使在当时，罹患阑尾炎之后手术的风险，似乎也要小于坐以待毙，毕竟这种方法给阑尾炎患者带来了极大的希望。

这一份希望来之不易，也许从以下几桩轶事中，我们可以发现些许端倪。

美国医生麦克道尔在 1809 年 12 月 13 日成功地施行了世界上第一例卵巢肿瘤切除术，该手术具有开创性意义。 就是这样一位外科学大宗师，当其在 1830 年 6 月出现腹痛、恶心、发热时，却救不了自己的命，于两周后去世。 从留下的对其病情记录概要来看，麦克道尔可能死于阑尾炎穿孔。

雷明顿是美国著名西部艺术画家，有许多作品堪称传世经典，可惜正值其艺术创作巅峰时期阑尾炎发作，虽经手术治疗，却仍于 1909 年 12 月 27 日死于阑尾切除术后腹膜炎——这个天才艺术家实在是太胖了，足有 300 磅（约 136 公斤），这给手术和麻醉都增加了难度。

美国医生福勒也是一位堪称宗师级的人物，腹部外科术后，病人最常见的体位——半卧位（利用重力使渗出液从引流管引出或使渗出液聚集于下腹）就是用他的名字命名的（Fowler 体位）。 他曾写就了美国最早关于阑尾炎的论著，布鲁克林至今仍有他的雕像，就是这样一位对人类认识阑尾

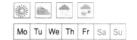

炎有着重要贡献的人，居然也死于阑尾炎，而且还是死于手术之后，真是不禁让人喟叹。

雷韦斯是英国维多利亚时代和爱德华七世时代的最著名的外科医生，他最著名的病人是英王爱德华七世，他为爱德华做手术时，爱德华还是王储，由于加冕大典在即，爱德华不愿手术，而雷韦斯认为他如果不尽早做手术则必死无疑，于是力劝其手术，并丢下一句狠话："如果殿下执意拒绝手术，那么去参加加冕大典时，you will go as a corpse（你会成为一具尸体）。"就是这样一位能够拯救英王性命的卓越的外科医生，却被命运狠狠地嘲弄了一番，他的女儿死于急性阑尾炎……对于一个外科医生来说，我实在想不出，还有什么能比让自己至亲之人丧命于自己擅长之病更为残忍的了。

从1735年第一例阑尾切除，至今已经200余年，由于科学的总体进步，外科学早已枝繁叶茂今非昔比。那些当年发生在多位大人物身上的悲剧，在今天即使是小人物也不太容易再遭遇。200多年前的医生，无法想象我们今天的医疗水平，正如今天的我们无法想象几百年后医学的样子。

但既然今天我们已经基本认清了阑尾炎这种疾病，并有合理的治疗手段，如果因为自己的无知导致病情延误，出现

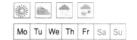

28

不良后果，就未免太遗憾了。在临床工作中，我经常会遇到有的阑尾炎患儿的家长，不停地反复问我：大夫，我孩子这阑尾炎能不做手术吗？

即使对做不做手术这件事能达成共识，但由于种种因素，阑尾切除这种手术还是会不时引起医患纠纷，使医患双方两败俱伤。

2013年发生的所谓"阑尾门"事件就是其中一例——据有关媒体报道，一女患儿阑尾切除术时子宫被切。很多媒体报道了此事，其中《幼女做阑尾手术竟被切子宫，到底谁在耍无赖》《误把子宫当阑尾医生失职何时休》两篇报道更是把这件事推上了风口浪尖。该消息很快就遭到了大量医生和网友的质疑，从医学专业角度指此消息可能不实。

事实上，女患儿的子宫与阑尾的位置距离并不算远（跟"马牛其风"不可同日而语），在极端的情况下，发生误切也并非不可能（类似的事情也确实发生过）。不过，这种事情一旦真的发生，根据术后病理及术后盆腔超声的检查结果，院方根本就不可能不认账。

就在这两篇毒舌评论发布的当日，河南本地媒体就发布了辟谣信息，狠狠地扇了起哄者一巴掌。原来患儿家属藏

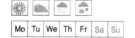
匿了复查超声的结果，明知患儿子宫尚在，仍要坚持所谓的"讨说法"。

一些没有什么医疗方面知识的人，又为何敢基于这样一个事实不清、疑窦丛生的消息口出妄言，甚至是在故意藏匿相关证据的情况下，对坚持维护自己清白的医务人员大加挞伐呢？文里文外，到底谁才是"泼皮无赖"？

从目前披露的情况来看，"阑尾门"患儿的家长已有触犯法律之嫌。可就是这样的人，却能将一干媒体、网络受众玩弄于鼓掌之间。这几年来，类似的情况还少见吗？缝肛门之后还有八毛门，之后又有烤婴门，为什么媒体频繁地在医疗纠纷的报道方面陷入"无知门"和"无耻门"？

好在是，这个门、那个门，数到最后，有不少都变成了"打脸门"；更让人欣慰的是，更多的人在面对相关类似的报道时，已经能够表现得更加理性……

家有小儿，常备开塞露

每次值完夜班之后，我都想把有关开塞露的用法告诉所有的孩子家长，毫不夸张地说，这将在很大程度上减少儿科医生的工作量，同时，也必然会减少家长许多不必要的折腾。 开塞露真有这么大作用么？

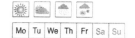
家有小儿，常备开塞露

每次值完夜班之后，我都想把有关开塞露的用法告诉所有的孩子家长，毫不夸张地说，这将在很大程度上减少儿科医生的工作量，同时，也必然会减少家长许多不必要的折腾。

开塞露真有这么大作用么？

某年春节期间的一个夜班，几个家长急匆匆地来到外科急诊室，"大夫快给我们看看，孩子哭得太厉害了，县里说是肠梗阻，我们打了两个多小时的车来的"。最后进来的家长把孩子放到了检查床上。查体之后，我开了一张开塞露的处方，并详细告知了用法。10 分钟过后，家长领着孩子走了回来，小家伙脸蛋上的眼泪还没擦干，但显然肚子已经不痛了，一点痛苦的表情也没有。大半夜的几百块钱打车来省城，结果治疗只花了 8 毛 5……

家长临离开的时候，除了感谢以外，自然牢骚不断："唉，大老远的来省城，就拉了泡屎啊！"

当时患者来的时候，手里带了张腹部的 X 线片，提示有肠梗阻。 也许就是因为这个片子，当地医院的医生怕把孩子耽误了，就建议他们转上级医院。

我经过详细询问病史之后得知，这个 2 岁的孩子赶上春节一顿大吃，又两天没大便，且突然发生腹痛，除了哭闹不安，没有其他异常。 知道这些以后我心里基本是有谱了，不太可能是器质性疾病导致的腹痛。

为什么我首先叫他用开塞露，而不是先做一系列检查呢？

其实，在这种情况下，给予开塞露既是治疗措施又是诊断措施。 因为经开塞露灌肠排便以后，如果腹痛即刻缓解，那么考虑其为严重的器质性疾病的可能就比较小了；如果腹痛无变化，医生就可以进一步去考虑其他较为严重的情况了，比如我们前面已经谈过的肠套叠、阑尾炎等。

假设在未予开塞露灌肠前做彩超检查，患儿可能正处于肠道痉挛状态，这样超声可能要提示：肠蠕动不规律，含气

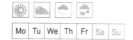

较多……而且由于孩子在剧烈的疼痛中往往不太配合，这给超声医生也带来了不必要的困难。

经开塞露灌肠排便排气以后，如有必要再行相关检查则更容易发现有临床意义的阳性结果。有时候，家长把孩子带到诊室之后便说："大夫，我在家给孩子用过开塞露了，孩子还是痛……"这样医生就可以直接在查体之后进行相关的辅助检查了，省了很多时间。如果家长在家里自行用过开塞露解决了孩子的腹痛，多数时候也就没必要再来医院折腾了。

民间有言"肚子疼不算病，有泡屎没拉净"，简直可以当作开塞露的广告词了，可惜8毛5分钱的玩意，即使十分有效，也不会有人代言的。

只是需要清楚的是，开塞露解决的还只是一时的问题，对于有发作性腹痛和习惯性便秘的孩子，还是应该找到根本原因，进行相应的干预。

比如说有些孩子因为偏食，吃的肉类过多而蔬菜过少，食物中膳食纤维不足，就很容易发生便秘，这种情况就要从改进食谱方面入手。另外，从营养学的角度来说，肉食过多还容易导致肥胖和某些维生素的缺乏。还有的学龄期儿童早上无大便的习惯，而上课时间又不能随时排便，久而久之就出现便秘甚至突然发作的腹痛了。这部分情况就需要让患儿养成良好的排便习惯了。

总之，不可频繁使用开塞露而忽略根本的病因，不然，一旦形成依赖（心理或生理），纠正便秘就更费劲了。最为严重的便秘是需要外科干预的，像结肠冗长、先天性巨结肠，就需要做更复杂的检查，比如钡剂灌肠透视等才能确诊。

其实，作为一种非处方药物，很多家长都知道开塞露可以用来灌肠帮助排便，但开塞露的作用还不止如此。有的患儿来就诊时，是因为一天没排尿，查体的时候就能发现膀胱区的异常，这个时候，用开塞露灌肠一次，患儿在排大便的同时，尿潴留也能同时被解决。

这一招，多数家长就不会了。他们想不通为什么尿潴留的问题，要通过排大便来解决，甚至他们在接过我的处方的时候，也还是满脸狐疑，但领着孩子从厕所回来的时候就眉头舒展了。

这是因为开塞露能刺激肠蠕动，膀胱的生理解剖邻近直肠，刺激肠蠕动可间接刺激膀胱逼尿肌，引起排尿。只

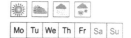

是，多半家长在解决完问题之后就忘记问我那是什么道理了。

最后说下使用开塞露的要点吧，记得要先挤出部分药液来以润滑瓶口，然后缓慢插入肛门，将药完全挤入直肠内后，撤出药瓶，用手捏住孩子的屁股，憋半分钟到 2 分钟左右——嗯，有部分家长就是这么做的，结果回来找我：

"大夫，我们忘记带手纸了！"

2015 年 3 月 10 日，因为 9 号的夜班折腾够呛，10 号早上还睡得迷迷糊糊的，只听得护士一阵急促的敲门声，我在一阵阵心悸中忽然惊醒，护士说"嫂子领着憨憨来了，说孩子刀口痛。"我脑袋嗡的一下，不是已经在家休息好几天了么，怎么刚去上学一天刀口就痛了？ 把女儿憨憨领进处置室，左下腹那 2mm 不到的切口早已愈合，脐窝的切口也无异常，手术的全程我都清清楚楚，不可能把什么组织缝进了切口，术后我也一直在关注女儿的恢复，都很顺啊，这是怎么了？

查体只有左下腹有固定压痛，确实是手术切口附近，然后我问，"憨憨你几天没拉屎了？""2 天……"行了，我知道怎么回事了，于是让妻子燕子去给她弄一支开塞露。 燕子说："吓晕我了，你说没事我就放心了，开塞露我回家给她弄吧。"我说："好，一会儿我还要上手术，你们先回家，用开塞露排便之后腹痛不缓解再给我打电话。"

后来的结果，当然一切尽在预料之中，只不过关于憨憨的这一次手术，倒是值得说一说，这个，我们在后面的文章里聊。

医生爸爸的365夜

January
Su Mo Tu We Th Fr Sa
31   1 2
3 4 5 6 7 8 9
10 11 12 13 14 15 16
17 18 19 20 21 22 23
24 25 26 27 28 29 30

February
Su Mo Tu We Th Fr Sa
   1 2 3 4 5 6
7 8 9 10 11 12 13
14 15 16 17 18 19 20
21 22 23 24 25 26 27
28 29

March
Su Mo Tu We Th Fr Sa
   1 2 3 4 5
6 7 8 9 10 11 12
13 14 15 16 17 18 19
20 21 22 23 24 25 26
27 28 29 30 31

April
Su Mo Tu We Th Fr Sa
               1 2
3 4 5 6 7 8 9
10 11 12 13 14 15 16
17 18 19 20 21 22 23
24 25 26 27 28 29 30

May
Su Mo Tu We Th Fr Sa
1 2 3 4 5 6 7
8 9 10 11 12 13 14
15 16 17 18 19 20 21
22 23 24 25 26 27 28
29 30 31

June
Su Mo Tu We Th Fr Sa
         1 2 3 4
5 6 7 8 9 10 11
12 13 14 15 16 17 18
19 20 21 22 23 24 25
26 27 28 29 30

July
Su Mo Tu We Th Fr Sa
31   1 2
3 4 5 6 7 8 9
10 11 12 13 14 15 16
17 18 19 20 21 22 23
24 25 26 27 28 29 30

August
Su Mo Tu We Th Fr Sa
   1 2 3 4 5 6
7 8 9 10 11 12 13
14 15 16 17 18 19 20
21 22 23 24 25 26 27
28 29 30 31

September
Su Mo Tu We Th Fr Sa
            1 2 3
4 5 6 7 8 9 10
11 12 13 14 15 16 17
18 19 20 21 22 23 24
25 26 27 28 29 30

October
Su Mo Tu We Th Fr Sa
30 31   1
2 3 4 5 6 7 8
9 10 11 12 13 14 15
16 17 18 19 20 21 22
23 24 25 26 27 28 29

November
Su Mo Tu We Th Fr Sa
   1 2 3 4 5
6 7 8 9 10 11 12
13 14 15 16 17 18 19
20 21 22 23 24 25 26
27 28 29 30

December
Su Mo Tu We Th Fr Sa
         1 2 3
4 5 6 7 8 9 10
11 12 13 14 15 16 17
18 19 20 21 22 23 24
25 26 27 28 29 30 31

					1	2
3	4	5	6	7	8	9
10	11	12	13	14	15	16
17	18	19	20	21	22	23
24	25	26	27	28	29	30

我用"话聊"治腹痛

随着医学模式的改变，医生应关注儿童的心理问题，及时发现功能性腹痛患儿的心理因素，并为其创造一个轻松和谐的生活学习环境。但是很显然，包括笔者在内，想对这类患儿关爱到这种程度，在目前的条件下，基本不可能。一念及此，更觉得我的这次所谓"成功"属于瞎猫碰到死耗子了。

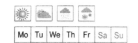

我用"话聊"治腹痛

正庆幸值班时间可以安静地写一个上午病历，就有位家长神情紧张地来到我跟前说："医生，快去看看我的孩子，他今天都打算出院了，肚子忽然又痛起来。"

我随家长来到孩子所在的病房，这名 14 岁的高个男孩，正表情痛苦地在病床上辗转反侧。给他做腹部检查，无固定的压痛点，听诊觉肠鸣音稍活跃，可以第一个排除阑尾——我看到了他右下腹的阑尾手术切口。

由于病人不是我直接负责的，我简单安抚了家长和病人几句，就回办公室翻查病历。病人的入院诊断是肠系膜淋巴结炎，入院时白细胞稍高，最近的一个血细胞分析显示白细胞已经降到正常，肝胆、胰脾、胃肠超声和胃幽门螺杆菌测定都没问题。

还能是什么原因导致的腹痛呢？ 泌尿系结石？ 过敏性紫癜？

我再次返回病房，建议对病人进行泌尿系超声和尿液分析检查。 如果超声能在肾盂或输尿管发现结石，或者尿液分析能发现镜下血尿的话，现在的疼痛就可能是泌尿系结石所为；另外，有些紫癜也会导致剧烈的腹痛，当全身尚未出现出血点时，肾脏可能已经受到了攻击，在尿液分析中就会发现红细胞。 如果这两项检查能发现问题，就可以进行针对性处理了。

然而，随后的这两项检查结果全是阴性。 我的猜测落空，孩子腹痛依旧。

我又想起肠道痉挛也可引起疼痛，于是建议使用开塞露协助孩子排便排气。 几分钟后，家长一脸无奈地来找我："还是没缓解，咋办啊……唉，这孩子本来学习就不好，这回又耽误这么多天，本想出院后就回去上课的，不料又痛起来了。 闹心！"

家长这番话也许是无心的牢骚，却给了我某种提示。 我第三次来到病房，重点检查了孩子的腹部。 这会儿，压痛点又跑到左下腹去了。

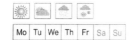
"我觉得你这个肚子痛，问题不是太大，"我看着孩子焦灼的神情，以一种胸有成竹的语气慢悠悠地分析，"你的阑尾被咔嚓掉了，阑尾炎可以排除；白细胞不高，有种少见的叫阑尾残株炎的疾病也可排除；而你现在左下腹又痛了，在左下腹你没什么特别的零件啊。若你是女孩，有个左侧卵巢，我还能考虑一下黄体破裂啊、宫外孕什么的……"家长大笑，孩子也笑，表情似乎不那么痛苦了。

"刚才做的多项检查，排除了肠梗阻、肾结石、紫癜、胃炎；肝胆、胰脾、肾脏、输尿管、膀胱等超声也查了，都没发现问题。所以呢，我可以很负责地说，不会有太大问题。很可能就是一过性的功能性腹痛，不是器质性的。"

"那我们现在该怎么办呢？他真的挺痛的呀！"家长趁我说话的间隙，赶忙问了他们最关心的问题。

"分散他的注意力，"我用眼角的余光扫了一眼那个大男孩，发现他一直很专注地听着，"比如，让他上上网啊，玩玩游戏啊……再比如，打打篮球什么的。"

"啊，我孙子是学校篮球队的队长呢……"孩子奶奶自豪地说，男孩脸上明显洋溢着得意之色。可是孩子爷爷的话马上抹掉了他的自豪感："打篮球有什么用，学习那么差，考不上大学，将来有个屁出息！"其他人一时语塞。

"老爷子，您这个观点可不对。"我说道，"量体裁衣，因材施教，行行出状元嘛。您孙子篮球打得好，您非逼着他做他不喜欢的事，搞不好毁掉的是一个篮球明星，培养出的不过是一个庸才……哦，扯远了。再观察一会儿，不用做什么特别的处理。我觉得孩子问题不大，如果疼痛有变化，再跟我说。"

大约十分钟后，孩子真的不痛了，得以顺利出院。我嘱咐家长，回家后不要把孩子逼得太紧。半个月后，家长来结账复印病历办理医保手续，恰好当天我在医生办公室，问了一下孩子的状况，肚子倒是没再痛，玩得那叫一个欢……就是，学习还是那么吊儿郎当的。

孩子的这种情况，我们把它称为功能性胃肠病，这是一组胃肠综合征的总称，多伴有精神因素的背景，属于心身疾病。其发病、发展、转归和防治，都与心理社会因素密切相关。有研究发现，持续的精神紧张、情绪激动等神经精神因素可使迷走神经异常兴奋，使胃酸分泌过多而导致胃痛。国外学者注意到功能性复发性腹痛的主要原因是"心理状态不协调"，这种腹痛的发生多与激动、惩罚和家庭纠纷等心理因素有关。国内也有学者注意到家长的生活方

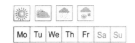

式、行为习惯对儿童个性、心理的形成及疾病的发生都起着重要的作用。

回头来看，这个当时诊断为功能性腹痛并通过言语的慰藉使患儿腹痛缓解也许治疗"成功"的病例，多少有一点运气的成分，只是从最后的治疗结果来看，这个诊断是符合实际情况的。但究竟应如何诊断功能性腹痛，其实医学界也没有一个所谓的"金标准"。既然叫功能性腹痛，那么顾名思义，理论上就应该排除掉一切器质性方面的原因，就这个病例来说，辅助检查虽然做了很多，但远未到穷尽一切检查手段的地步（比如没有查胃镜、肠镜、肝肾功能及胃动力学检测）。随着医疗技术的进步，有一些早期可被归类到功能性腹痛范畴的情况，也可能会发现器质性方面的原因，从而有更好的治疗手段，从这个意义上来说，功能性腹痛可能也是历史性阶段性的定义。

在国外知名专家主编的一本《儿科学》教材中提出，不鼓励对怀疑功能性腹痛的患儿进行更多的检查，因为这样会加重患儿和家长的焦虑。但在临床实践中，很多家长会不愿意承认功能性腹痛这个诊断，而且他们会非常担心有未查到的潜在的健康威胁，因此很多医疗机构遇到这种情况，通常都会进行地毯搜索式的辅助检查，这也是包括《诸福棠实用儿科学》（国内）和《尼尔森儿科学》（国外）在内的大部分儿科学经典专著推荐的做法。 当这些辅助检查的回报结果都是阴性时，家属也不得不接受功能性腹痛的诊断。 事实上通过这种穷举法亦未能发现器质性疾病的腹痛，以后发生器质性疾病的几率仅为 0 ～ 4.5%，以今天中国这种复杂的医疗环境，恐怕很少会有医生选择不做地毯式检查的思路。

在治疗方面，非常遗憾的是，迄今为止并无严格设计的临床试验，通常认为认知-行为疗法有效，一方面，对家长做必要的解释和心理健康教育宣传,以使父母真正接受及配合心理模式的治疗；另一方面，有计划地帮助儿童在充分参加日常活动的同时控制或耐受症状（比如本例中让其打篮球），父母需要有意淡化症状，不要总把孩子当做特殊的、病态的小孩儿来对待。

另外，孩子的外界环境是产生焦虑的根源，所以应该避免引起慢性疼痛的长期存在的不良社会心理因素,尽可能去除或减少不必要的紧张。 我琢磨着，那个平时在家里一言九鼎对孙子管束十分严厉的老爷子，很难意识到可能他正是导致其孙子腹痛的病因之一。

随着医学模式的改变，医生应关注儿童的心理问题，及时发现功能性腹痛患儿的心理因素，并为其创造一个轻松和

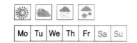

谐的生活学习环境。 但是很显然，包括笔者在内，想对这类患儿关爱到这种程度，在目前的条件下，基本不可能。

一念及此，更觉得我的这次所谓"成功"属于瞎猫碰到死耗子了。

当医生的宝宝遭遇感冒

在古代稀里糊涂的听天由命，现代医学虽然提供了必要的
保障，却要面对林林总总纷繁信息的真伪甄别，但无论如
何，还是要拥抱新时代，愿与诸位共勉。

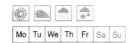

当医生的宝宝遭遇感冒

燕子犯傻

2008 年 11 月 5 日宝宝刚满 1 周岁，当天的 13 点 30 分，我接到我家领导燕子的电话，"清晨，咱家宝宝发烧了，咋办呀？"

"多少度？"

"38.4℃，用不用抱到医院去看看？"

"除了发热以外，有别的情况么？ 精神头怎么样？ 正常吃喝么？ 有没有哭闹或者打蔫什么的？"

"这些倒是没有，跟平时一样玩耍，吃奶也没见少。 用不用上医院啊？"燕子明显已经比第一次问的时候着急了。

"不——用——到医院来，先给孩子洗个温水澡，回头再测体温。"

"那用吃药么？ 我出去买啊？"

"药，不用你管，暂时也不用吃，我下班的时候带些回去。"

撂下电话，继续工作。 16 点 30 分下班，我到药店买了一种退热药（为了避免给读者留下我强调某种退热药的错觉，药名姑且略去）和一种几乎是万能的神药——板蓝根冲剂。 退热药是可能会给宝宝吃的，板蓝根则是为了糊弄宝宝的妈妈和奶奶，一旦拧不过她们，非要去医院的话，也好拿板蓝根抵挡一阵（不是抵挡感冒，是抵挡燕子和俺娘）。唉，与自己的老婆和亲娘还得运筹帷幄呢，这年头做个坚持原则的大夫太不易了。

到家后，俺娘说，孩子洗澡以后就睡了，体温已经降到37℃了。 燕子问："晚上再烧怎么办呀，要不要去医院？"

我狠狠"瞪"了她一眼说："不用，再烧再洗澡！"

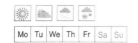

"要是听你的话，孩子被耽误了，我跟你没完！"

"你要再敢跟我胡搅蛮缠，我就给宝宝换个妈！"

各位看官，话说咱说这话的时候也是咬着后槽牙的。尽管用来表明我态度之坚决，但也就是仗着平时这么开玩笑也是惯了，基本不担心我家领导会借此机会直接"休"了我。

可能是我回来的时候关门动静太大了，也可能是刚才嗓门不够小，总之宝宝这个时候醒来了，咿咿呀呀地要妈妈。燕子刚刚被我抢白了一顿，扁着个嘴就去抱孩子了。

"呀！ 怎么又烧起来了，孩子身上好热。"燕子赶忙把体温计给小家伙夹在腋下，这个凉凉的东西，宝宝显然不喜欢，挣扎着想把手臂抬起来。 燕子按着她的胳膊，哄着她吃奶。 体温计显示：38.5℃了。

我用小勺当成压舌板，看了一下孩子的嗓子，未见红肿，又趴在她胸口听了听心肺，心音、呼吸音都没问题，再搬了搬孩子的脖子，也没发现异常（没脑膜炎的表现）。当然这一切显然把宝宝惹着了，大哭着抗议，哭声嘹亮，中气十足，毫无沙哑衰弱的表现。

"我去烧水，再给孩子泡个澡。"

"能行么，清晨？ 这招是你自己想的，还是书上写的呀？"连我娘也要坚持不住了。

"哈，回头我给你们找证据。"

把宝宝从澡盆子里捞出来后，很快体温又降下来了。燕子和娘还是一脸狐疑。 我的计划是，在宝宝清醒的时候，就一直用物理降温，临睡前给一次退热药。 19 点 30 分，宝宝睡前体温又到了 38.6℃ 了，人也有些发蔫。 我把退热药按其体重需要量的最低值给孩子吃了，大约十分钟后，孩子开始出汗，体温降下来了，一夜安睡。

一直到我早起来去上班，孩子体温都在正常范围内，而且一般状态良好。

11 月 6 号的下午 15 点多，还未到我下班时间，燕子再次打来电话，这次她有点急了。

"都超过 39℃ 了，还在家挺着呀？ 我要抱孩子去医院！"

"不去医院就是挺着么？ 按我昨天的剂量再给孩子吃一

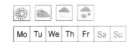

次，然后把孩子泡水盆子里！"

"你上班走之后，孩子就又烧了，早上吃一次药了，退热后又烧起来了，有你这样当爹的么？"

"现在就听我的对症处理，别的暂时没必要，听见没有？"我几乎是再次咬着后牙槽子在说话了。

说完这些，我把手头的工作和同事交代了一些，换衣服赶忙往家赶。我真担心燕子会把孩子抱来医院，就算做个采血化验，也是平白无故地叫宝宝挨了一针不是。宝宝别急，爹回来"修理"你娘，敢无故给我宝宝采血，没门！

大约是 20 分钟后，等我到家的时候，孩子正坐在床上跟一堆玩具玩得热乎，看她爹回来，连理都不理，更别说感激我救驾之功了。原来，关键时刻，是俺娘压住了阵脚，没同意燕子把孩子抱到医院去，按我说的处理之后，孩子的体温已经正常了。7 号的时候，又用了一次退热药，之后孩子的体温就一直保持正常到现在。板蓝根，本来是预备实在无法说服燕子只用对症的退热药时使用的，最终也没用上。

这一次孩她娘——燕子，败的是灰头土脸，李医生大获全胜。

正视感冒

我曾经费了很大的劲也没能说服一个护士不要在孩子仅仅是普通感冒的时候加什么抗病毒药。所谓"循证医学"这个概念人家根本不接受，也没打算理解。总之，孩子感冒就不能不给抗病毒药，理由还很充分，感冒不是病毒引起的么？

那么，我们先拣能说清楚的简单地说一下，希望能对您（希望不是极个别）有所帮助。如果有的人居然能经由此小文幸而改变旧有的观念，那简直能把我乐趴下。

普通感冒是一种上呼吸道感染，俗称"伤风"，它由数百种不同病毒中的某一种引起。多数时候，我们无需知道是哪种病毒，临床上也不推荐对临床怀疑感冒的病人进行病原学检测。纵使知道了也意义不大——人类尚无成熟的针对上呼吸道感染的抗病毒药物，我们甚至可以因此将感冒称为"不治之症"。

因为面对感冒，任你是医学泰斗、武林至尊，除了静待

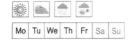
其病程结束，几乎是没有其他方法可能将其一击而溃的。这和细菌感染引起的疾病可由抗生素来对付完全不同，比如由肺炎球菌引起的大叶性肺炎，在没有抗生素的时代，病人的肺将会经历充血水肿期、红色肝变期、灰色肝变期和溶解消散期（自然病程大约是1～2周）而后痊愈，不过出现严重并发症的话，病人就有性命之忧了。但如果给予有效的抗生素治疗后，其症状和体征可以在很短的时间内消失，且罕有并发症。但对付感冒，就没如此有效的办法，没有"葵花宝典"也没有"九阴真经"，可靠的只有我们自身的防御反应。

那么，面对普通感冒，我们就只能消极等待无所作为么？非也。

和我们应该做什么比起来，对付普通感冒，知道哪些是不必做的也许对朋友们更有价值。

★ 没有证据表明应用抗生素可以缩短感冒的病程，甚至减少并发症（大叶性肺炎则否）。那么，我们在遭遇感冒而又未出现并发症的时候，吃抗生素又有什么用呢？当一种药物无法发挥出其正面意义的时候，其出现副作用的可能却不会因此而减低。故此，普通感冒而未出现并发症的时候用抗生素，可以肯定地说，这是犯傻的行为。抗生素是干嘛的？ 是对付细菌（以及支原体等）感染的，但对病毒无效，用它来对付病毒引起的感冒，你得白白浪费多少发炮弹？

★ 既然现代医学没有针对能引起普通感冒的200多种病毒发明的有效药物，那么在对付感冒的时候，应用抗病毒药就纯是一个自欺欺人的行为了。 有学者指出，目前国内应用病毒唑95％属于误用，我相信这其中用于普通感冒的占有相当大的比例。 就像我前面提到的那位坚持给自己孩子用抗病毒药的护士，是谁使其坚定了这个荒谬的观点呢？ 那位护士可能认为病毒唑可以治疗感冒，但她肯定是不知道病毒唑的不良反应，比如骨髓抑制与溶血作用。 还是那句话，如果一种药物发挥不出其正面的治疗作用，其副作用就不容小视了。

★ 至于许多治疗感冒的中成药，由于其机制不清，疗效甚微，逐渐被医生和患者所淘汰。 一些药商为了不失传统，不想改变原有的旧市场格局，就在原有的中药成分中添加上姑息疗法的现代药品成分。 但加也就加了，别再嚷嚷什么无毒无副作用。

将这三点放在一起说，是因为有一小部分医生几乎将这三件事全干了，一个普通感冒上来就是一通组合拳，管它打

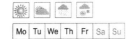

着没打着目标呢，反正舞的呼呼生风咔咔作响，家属自然是看得俩眼发懵，没准还得暗暗佩服，这大夫水平真高呀，你看，既抗病毒，又预防感染，还有清热解毒的中药，想得多全面呀，只用7天就把感冒治好了，下次生病还得找他看。

好吧，前三样我都拒绝了，那么吃点对症的感冒药总没问题了吧？ 每天的电视广告上，我们都能见到许许多多的感冒药广告，既然人类无法缩短感冒的病程，我们就用感冒药来改善症状是不是上上之选呢？

事情却没有那么简单。

这个世界上没有无缘无故的爱与恨，也没有莫名其妙的症状。 在人类进化的过程中，机体自身的防御机制早已经进化出应对感冒的办法。 也就是说，感冒所引起的所有症状，都是机体抵抗入侵病毒的部分自然反应。 应用抗感冒药来阻断或抑制这些反应，实际上反而会使感冒持续更长的时间。

举例来说，轻微发热会增强机体抵抗感冒病毒的能力，因此使用退热药其实是在敌我交战的时候一种扰乱我方军心的行为。 但如果确实无法耐受发热带来的痛苦，退热药物还是要用的，而且如果是小儿的话，还应该警惕出现热性惊厥。 也就是说退热药的应用应该是相机而动。

有一个问题，是不是有过热性惊厥史的孩子，家长在退热药的使用方面就要更积极一些呢？ 过去的医师确实是这么建议的，但目前的证据却并不支持这么干。 近期的一些研究就针对曾发生热性惊厥的患儿，其中一组应用退热药，另一组不给，结果怎样？ 研究者发现，接受与未接受药物治疗，患儿的热性惊厥发生率无差异。 这些很反直觉的研究结果提示什么呢？ 它提示我们，对于曾发生过热性惊厥患儿的治疗，不应该与其他未发生过热性惊厥的患儿有所不同，也就是说，对于有热性惊厥史的孩子，如果发生发热，必要时是可以使用解热药物缓解其不适的，但是不必过于激进，不必见热就退。

在复方感冒药物中，有种成分可以让鼻子停止流鼻涕，但它们可能使已受刺激的黏膜变得干燥，因而弊大于利。所以，鼻涕，在某种角度上说，可以任其尽情地淌。

这就涉及另一个问题了，常用的感冒药其实总体上可以分两种，一种是单效药物，比较常见的是退热药，比如阿司匹林、对乙酰氨基酚、布洛芬等；另一种是复方药物，打广告的基本是这类。 它们宣称，几乎可以瞬时缓解所有因感冒而引起的症状。

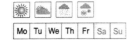

　　我们知道任何一种药物成分都不可能只产生治疗作用而无副作用，因此当我们选择感冒药的时候，应该如何权衡这些呢？

　　如果只有发热和鼻塞，那么我的建议便是，退热药加滴鼻剂，而不是一个对付感冒的万能药，因为那种药物除了对付了发热和鼻塞以外，其他的成分便处于无的放矢的尴尬场面了。它们自然不会闲着，很可能会制造点副作用。看到这里，你还会选择为自己没有出现的症状服药，并为此而忍受这些药物产生的副作用吗？

　　最后，说说药物之外，也许甚至是最为主要的措施。

　　★ 多喝水：不爱喝水的人可以大量喝汤，这不但有助于加快人体的代谢，还可以防止脱水。有些体弱的病人，在应用退热药之后大量出汗，如果水分补充不足，会有脱水的可能。

　　★ 多吃新鲜水果：有些证据表明，每天至少服用2000毫克的维生素C，可减轻感冒症状。但我总觉得大把大把地吃维生素C是一件挺傻的事，还不如吃下一堆富含维生素C的水果呢，当然，你不必像一天吃一头大象那么多。

★ 适当休息：很多人似乎无法只因感冒就彻底请假休息，在因感冒而休病假还是个有点奢侈行为的大前提下，我们只好适当地偷懒，除了非完成不可的工作，其余的可以往后拖一拖，能请几天假当然更好。

★ 暂时远离烟酒：感冒时吸烟不但会提高感染肺炎和其他并发症的危险性，还会抑制免疫系统；酒精会增加黏膜充血不说，喝多了还会加重头痛。

必须要多讲的几句话

这篇文章最早于 2008 年发布在科学松鼠会，后来又被新京报等多家媒体刊发，直到微博、微信出现，此文更是得到了很广泛的传播。本书的读者，可能有很大一部分在那一年还没有结婚、没有为人父母，几年过去了，很多事情都发生了变化，我都有白头发了呢。我经常说，医学科普文章其实都是速朽的，除了大家关注的热点会不断发生转移外，另外一个重要的原因就是很多新证据的出现会推翻旧有的说法。比如在我最早写这篇文章时，很多专业著作在对感冒的治疗措施中仍然提到了维生素 C。但近期有的研究探讨了感冒症状初起后使用维 C 的疗效，结果显示与安慰剂相比，二者在控制感冒的持续时间和严重程度上没有显著性

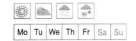

差异。 因此，在关于普通感冒的治疗中再提维生素 C 就已
经是过时的观点了。

关于物理降温，依据最新的观点，酒精擦浴（简称醇
浴）已经被禁止用于退热，水浴也不再被推荐（我在上面的
真实故事中，当时还在给自己的孩子洗温水浴）。 生儿育
女从来都不容易，在古代稀里糊涂地听天由命，现代医学虽
然提供了必要的保障，却要面对林林总总纷繁信息的真伪甄
别，但无论如何，还是要拥抱新时代，愿与诸位共勉。

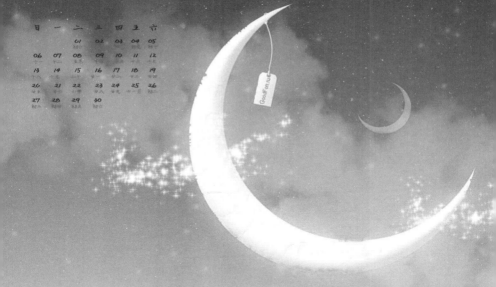

不要和有"传单"的人接吻

非常罕见地，我这次也当了一回"标题党"，当下的文章虽已非千古事（其实多半是速朽的），但我一向不肯言而无据，正如拟定这个有些戏谑意味的标题，也一定要找到证据出来，而不是仅仅依据传染性单核细胞增多症的俗称是"接吻病"，就想当然地做一番顾名思义的联想。

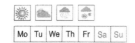

不要和有"传单"的人接吻

传单，即传染性单核细胞增多症，是一种主要由 EB 病毒引起的传染病，主要症状为发热，咽、扁桃体炎，颈部淋巴结肿大及肝脾肿大，因密切接触病人口腔唾液可致传染，因此该病也被称为"接吻病"。

非常罕见地，我这次也当了一回"标题党"。当下的文章虽已非千古事（其实多半是速朽的），但我一向不肯言而无据，正如拟定这个有些戏谑意味的标题，也一定要找到证据出来，而不是仅仅依据传染性单核细胞增多症的俗称是"接吻病"，就想当然地做一番顾名思义的联想。

美国疾病预防控制中心提醒大家，为预防该病，请不要和有"传单"的人接吻。不过，当面对一个心仪的可人儿扑面而来的红唇时，你难道会忽然来一个急停？姑娘且慢，请问您感染了传染性单核细胞增多症没有？嗯，这画面太美，不敢继续想。

大概是因为国人比较含蓄吧，中国的经典儿科学教材《诸福棠实用儿科学》还真的没有煞有介事地将不要与"传单"患者接吻这一条算作预防措施，而老外写的《尼尔森儿科学》就非常清楚地写着深吻与性交均可导致"传单"的传染。

事实上，EB 病毒感染也确实防不胜防，因为世界上 95% 的人都感染有 EB 病毒。在美国，几乎所有的人 EB 病毒的血清学检测都是阳性，简直是无处不在。但并非所有感染 EB 病毒的人都会发展为"传单"。小儿的原发性感染很多都毫无症状或症状非常轻微，比如仅有发热这种情况，是不可能和其他病毒引起的发热鉴别开的，通常临床上被诊断为"传单"的患儿，除了发热和咽扁桃体炎这种常见的症状以外，还包括颈部淋巴结肿大或肝脾肿大，辅助检查方面还要有相应的血常规检查的支持及 EB 病毒感染的证据。

相比于普通感冒或上呼吸道感染这种大众耳熟能详的疾病名称，"传染性单核细胞增多症"这个相对冷僻的诊断，往往会令乍一听到这个病名的家长感到恐慌。

现代医学发展至枝繁叶茂的今天，不要说普通人（非医

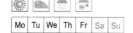

学专业）基本上对大部分疾病缺乏足够的了解，就是医生离开了自己擅长的专业有时也往往是一团浆糊。社会分工如此，在专业之外浆糊其实也没什么大不了的。但如果不管自己是否"专业"，盲目听信一些所谓的经验之谈，那就真的可怕，或者是可悲了。

比如，我曾经在某个网站上看到有的人在煞有介事地讨论，使用某种抗病毒药物对传染性单核细胞增多症是如何如何有效，某种不怎么有效。讨论者言之凿凿，但却很少有人注意到，药物的说明书上明明只说该药可以用于巨细胞病毒感染！

看到这样的讨论，我只觉得一阵阵头痛。

须知，传染性单核细胞增多症是一种自限性疾病，如无并发症，预后大多很好，病程约 1 ~ 2 周。在其病程中，不论是否使用了某种抗病毒药物，大部分均会观察到诸症状的逐渐好转，但很多人恰恰因为这种偶合的好转，使得原本非必要的抗病毒治疗成了所谓的"必须"与"常规"……

中外的经典儿科学著作都认为，使用抗病毒药物对改善"传单"的症状和缩短"传单"的病程无明显作用。

此病除了休息和对症治疗以外，别无良策，即使使用某种抗病毒药物，也不能减轻症状的严重性、缩短症状的持续时间，或改变疾病最终结果。既然如此，那么利弊权衡之下，您还会要求给"传单"的患者使用抗病毒药物么？难道只是为了让这些药物在人体内发挥其副作用（比如本有肾损害的患者接受阿昔洛韦治疗时，可造成急性肾衰竭，甚至死亡）？

注*：在临床症状难以鉴别的传染性单核细胞增多症病例中，90% 以上由 EB 病毒引起，其余的可由巨细胞病毒、弓形虫、腺病毒等导致，严格说来，这部分病例应称为类传染性单核细胞增多症。

医生爸爸的365夜。

January

February

March

April

May

June

July

August

September

October

November

December

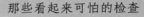

那些看起来可怕的检查

宝宝生病时，父母往往心急如焚，恨不能替宝宝痛苦、换成自己生病，尤其是当宝宝需要接受一些看起来很可怕的检查时，情绪激动的父母往往不能冷静地判断，甚至会拒绝一些必要的检查，有时候会酿成本可避免的悲剧，因为这种情况引起的医患纠纷屡屡见诸媒体。

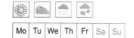
那些看起来可怕的检查

　　宝宝生病时，父母往往心急如焚，恨不能替宝宝痛苦、换成自己生病，尤其是当宝宝需要接受一些看起来很可怕的检查时，情绪激动的父母往往不能冷静地判断，甚至会拒绝一些必要的检查，有时候会酿成本可避免的悲剧，因为这种情况引起的医患纠纷屡屡见诸媒体。

　　微博出现以后，这种新时代的自媒体也成了患儿家长向公众投诉"无良医院"的有效手段，比如前一阵子在网上闹得沸沸扬扬的某医院的一起纠纷就是典型的例子。患儿的母亲在微博中说该医院因不负责任，误诊、误治导致了患儿的死亡，一时间引得数万网友口水声讨，可当该医院也在微博发出声音，出示证据表明恰恰是这个不冷静的母亲拒绝了腰椎穿刺术才是导致悲剧的最关键因素，事情又出现了反转……那么腰椎穿刺术到底是怎么回事？ 为什么有些家长会拒绝？ 还有类似的看起来好可怕的检查到底都有什么用，我们一起来看看吧。

每一个就诊的家长都希望医生能够妙手回春，迅速解除患儿的病痛，然而实际情况却并非每次诊疗活动都能一帆风顺、手到病除。 病情千变万化，要想获得良好的诊疗效果，最首要的前提就是一定要有准确的诊断，否则治疗效果则无从保障，所谓的"治愈"也只能是瞎猫碰死耗子了。

对于那种发病过程、临床表现非常典型的疾病来说，诊断往往不是难事，可问题就在于并非哪一个病人都那么典型，否则，只要会背教科书（教科书中描述的多为典型情况）就能当医生了。 相对而言，越是发病典型的情况，医生动用的辅助检查手段就可能越少，越是发病不典型的情况，在诊断有困难的时候，医生需要的证据就越多。 很多家属不理解为什么自己就比别人做的检查多，其实多数情况是因为这个，为了明确诊断，缉拿"元凶"。

多数患儿家长对辅助检查的接受程度取决于两方面的因素，第一是经济因素，这个检查贵不贵，医保管不管；第二就是检查给患儿造成的痛苦。 像留尿、粪便等检查自不必说了，采静脉血虽然也会导致宝宝嚎啕大哭，但因太过常见，多数家长也能"欣然"接受，可如果是那些看起来比较

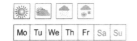

吓人的检查，很多家长就很容易犯嘀咕了，可偏偏正是这些检查，对诊断某些疾病来说是不可或缺的。

像化脓性脑膜炎（亦称细菌性脑膜炎）和病毒性脑炎这类中枢神经系统感染性疾病，脑脊液检查是必不可少的。当病人出现发热、头痛、呕吐，甚至出现意识障碍，体格检查出现脑膜刺激征（比如医生会搬动患儿的脖子来查这个体征）、眼底检查发现视乳头水肿等情况时，医生都会建议检查脑脊液。脑脊液标本的采集一般通过腰椎穿刺术获得（极特殊的情况下会采用小脑延髓池活脑室穿刺术）。

这个检查在我国某些地区有一个更为恐怖的名字——抽龙骨水，这名字听起来就让人不寒而栗，很容易让人产生极痛苦的联想。然而事实上，脑脊液不过是循环流动于脑和脊髓表面的一种无色透明液体，并且每分钟还在不断更新，抽取几毫升对人体基本没太大影响，抽取的是"脑脊液"，并不是"脑脊髓"。

其实多数人担心这个检查可能和一个错误的认识有关，绝大多数人都会认为那跟长长的腰椎穿刺针会扎到脊髓上，孩子会因此受到损伤，甚至会影响孩子的智力。其实，在人的发育过程中，脊髓和脊柱的长度是不一样的，后者要长一些，而腰椎穿刺的区域恰好就位于没有脊髓的区域，只能

70

穿到脑脊液里面去，不可能伤及脊髓。

但在实际工作中，那个要求家属签字的操作同意书确实列举了太多可能的危险情况，但这并非是医生要推脱责任，事实上如果在治疗过程中出现了问题，无论签了什么字，家属都是可以追责的，那个签字过程，只是满足家属知情的需要，并非医生的挡箭牌。

一个合格的医生，因为腰椎穿刺术本身给患儿带来不良后果的，极其罕见，更关键的是，和拒绝腰穿带来的潜在危险相比，腰穿本身的风险小到可以忽略。不过，任何检查都有一个阳性率的问题，不能指望任何一次腰穿都能带来确定性的结果，有时候，通过腰穿只能排除一部分凶险的疾病而已。

通常情况下，腰椎穿刺术成功之后需要先测一下压力，而后要采集三管脑脊液，每管 1～2ml，第一管做细菌学检查，第二管做生化和免疫学检查，第三管做细胞计数和分类（怀疑恶性肿瘤时，还需另行留一管做脱落细胞学检查，这在小儿很少涉及）。

通过包括脑脊液检查在内的辅助检查，结合体格检查，医生将作出诊断，制订治疗方案。以化脓性脑膜炎为例，

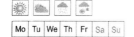
早期诊断、及时治疗对患儿的预后非常关键，错失诊治的良机，后果堪忧。所以发热的患儿，一旦出现神经系统的一些症状和体征时，医生会建议尽快行腰椎穿刺脑脊液检查，以明确诊断。

有些家长可能会费解，昨天都做过这个检查了，今天怎么又做！那是因为有时候在疾病早期，脑脊液常规检查可能没有明显异常，而其他线索又高度怀疑化脓性脑膜炎，这时候就不得不在 24 小时后再复查……临床工作异常繁重，如果这时候沟通不畅，如果家长以一种疑邻窃斧的心态去审视医生的处置，恐怕处处都将充满疑点，矛盾也就不可避免了。

类似的，像骨髓穿刺之于白血病，胸腔穿刺之于胸腔积液都是必不可少的有创检查手段，家长拒绝这些检查的时候，其实都是将患儿置于了一个非常危险的境地。我们必须承认，在诊疗过程中，做到可以恰到好处、完美无缺在很多情况下是不可能的，那么最可能的就剩下两种情况，一是"过"，二是"不及"。

通常医生主要根据疾病的一般规律、发生概率以及临床经验作出判断，这个过程未必都有所谓"金标准"，相当多的时候是在做选择题，排除了 ABC 那么选 D，可候选项却不

只是 4 个，而这个排除法的过程就很容易将医生置于进退两
难的尴尬境地。 检查过多，可能会被人视作过度医疗；检
查过少，则可能漏掉小概率事件，影响医生的判断，又会被
人视作不负责任。

作为家长，当然希望花最少的钱获得最佳的治疗效果，
那么我只能建议你充分相信医生，并让医生感受到你的信
任。 一个医生只有当其被充分信任的时候，才可能自己适
当地"涉险"从而少动用医疗资源作出判断，毕竟少用医疗
资源的结果是自己冒的风险大了，如果不是医患有着充分的
互信……

医生爸爸的 **365**夜。

January

February

March

April

May

June

July

August

September

October

November

December

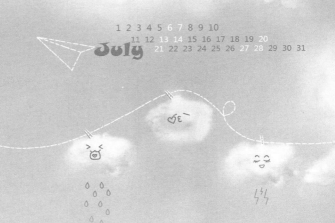

直面儿童第一杀手——肺炎

在抗生素出现之前，据估计罹患肺炎者大约有 1/3 将难免
一死。 抗生素的出现虽然使肺炎的死亡率大大地下降，
但时至今日，作为儿科常见病的肺炎，每年仍可导致约
140 万儿童死亡（其中 99% 的死亡发生在发展中国家），
是儿童死亡的第一病因，故我们称其为儿童第一杀手绝非
虚言。

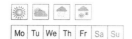
直面儿童第一杀手——肺炎

肺炎指由不同病原体或其他因素导致的肺部炎症，是一种相当古老的疾病，在公元前 1200 年的埃及木乃伊上就找到了此病存在的证据。 在抗生素出现之前，据估计罹患肺炎者大约有 1/3 将难免一死。 抗生素的出现虽然使肺炎的死亡率大大地下降，但时至今日，作为儿科常见病的肺炎，每年仍可导致约 140 万儿童死亡（其中 99% 的死亡发生在发展中国家），是儿童死亡的第一病因，故我们称其为儿童第一杀手绝非虚言。

小儿肺炎有多种分类方法，按病因来分可分为细菌性肺炎、病毒性肺炎及支原体肺炎等，在发达国家以病毒性肺炎为主，而在我国及其他发展中国家则以细菌性肺炎为主。按病理类型肺炎可分为支气管肺炎和大叶性肺炎等，支气管肺炎是小儿时期最常见的一种，全年均可发病，以冬春寒冷季节为多。 营养不良、低体重儿、先天性心脏病患儿等更易发病。

肺炎发生时，支气管黏膜水肿而管腔变窄，同时肺泡内充满炎性渗出物，炎症加重时，可使支气管腔更为狭窄甚至堵塞，引起患儿缺氧，这时候患儿会出现口唇青紫。 为了代偿这种情况，患儿的呼吸、心率开始加快，这时家长可以观察到患儿的鼻翼开始扇动，喘气很费力的样子。 除此以外，患儿还可能伴有烦躁、嗜睡、前囟隆起、呕吐、腹胀等情况。 然而，早期肺炎最常见也是最主要的症状乃是发热和咳嗽。

普通感冒这种上呼吸道感染可以自愈，以对症治疗为主，比如退热之类；而属于下呼吸道感染的肺炎则必须进行对因治疗。 发热和咳嗽虽然也多见于普通感冒，可作为没有医学常识的家长，仅凭这两种症状，其实很难区分到底是普通感冒还是早期肺炎。 如果是将普通感冒误会成肺炎，那最多是多往医院折腾了一次，但要是把早期肺炎当成了普通感冒，而没有及时正确处理就比较麻烦了。

所以我建议，当患儿的发热、咳嗽渐进性加重，且一般状态逐渐变差时，及时就医方是明智之举。 一般来说，如果一个发热的患儿玩耍和进食都不受影响，精神头也挺好，

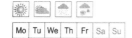

可以在家先按感冒处理，如果上述症状顺次出现，那就别再犹豫了。

就医时，经由护士量完体温之后，医生除了要对患儿进行望触叩听等基本检查以外，还会详细询问患儿的病史。儿科门诊通常看病的人很多，要注意听清楚医生的问题，做言简意赅的针对性回答，当你的叙述被医生打断时，说明你说的信息对医生的诊断并无帮助，就别再继续提供无用的信息了。此外，血细胞分析是必不可少的检查，结合查体，尤其是对肺部的听诊，医生可能得出一个初步判断：如诊断为感冒，无需住院治疗，或者在门诊肌注退热药物（以注射用赖氨酸阿司匹林为例，一般12岁以下小儿慎用，3个月以下婴儿禁用，所以请理解医生的医嘱，不要因为着急退热就要求必须打针）以后再让你回家；若考虑肺炎的诊断，通常需要做一个胸部的X线片。不少家长对X线的副作用颇有顾虑，但和漏诊肺炎可能造成的危险结果相比，这一点儿辐射伤害的代价是值得的。

住院治疗后，还可能有更进一步的检查，这其中最有价值的是病原学方面的检查，可能是血液培养、痰液培养或咽拭子培养。为什么说这个检查最有价值呢？因为一旦培养出阳性结果，比如查出是肺炎链球菌，就可以针对肺炎链球菌做药敏试验，选出最敏感的药物进行精准打击。 有些家长不明白其中的道理，比如住医院之后，由于爱子心切会要求医生使用最贵最好的药物，其实对治疗来说，只有最敏感的药物才是最好的，而这个药物却未必是最贵的。

可问题是，一则病原学方面的检查未必都能得到阳性结果（阳性率的高低与很多因素有关，比如是否已经应用过抗生素等），二则即使有结果也需要时间，那么在这个结果出现之前怎么用药呢？

世界卫生组织和很多儿科学教材都将青霉素推荐为肺炎治疗的一线用药，可实际上除极特殊原因以外（药敏结果提示青霉素敏感或因经济原因无法承担除外青霉素之外的其他抗生素），临床医生不会贸然使用青霉素的，这是因为目前青霉素的耐药率非常高。 所以家长一定要尊重临床医生的治疗建议，不要因为自己的一知半解而干扰治疗，毕竟，医生几乎每天都在处理肺炎，即使在没有药敏结果的情况下，他们的经验用药也是胜多败少。

必须要说明的是，同一种药物用在两个不同的患儿身上，可能出现并不一致的治疗结果，这是因为两者的致病菌可能根本不一致，假若一个病人的致病菌对该抗生素敏感，而另外一个病人的致病菌属于耐药，那就很可能出现一个病

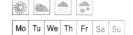

人已经痊愈出院，另一个病人还在继续治疗的局面。另外，不同的病原体导致的肺炎，治疗周期有所不同，像葡萄球菌引起的肺炎治疗周期就稍长，这是因为这种肺炎比较顽固，容易复发及产生并发症。治疗期间还要保障患儿的营养，饮食应富含蛋白质及维生素，对有些进食有障碍的重症患儿，可能还需要静脉营养治疗。

如治疗后期需要改为口服抗生素，一定要听清医嘱，因为小儿的用药更需要相对准确的计算，用量小了不足以治病，用量超了，则可能有危险。有一个经常被老医生提及的段子是这样的，某患者缴费取药，问药怎么喝，回答：喝一道儿（瓶上有一道一道的刻度，喝一格的意思），结果患者回家的路上喝了一道儿，到家整瓶都没了（有网友说这是马三立的段子）……这段子比较可乐，可这种事要真的发生在哪个糊涂家长身上，孩子要是这么喝超量了，那就谁也乐不出来了。

通常，如能及时治疗，多数肺炎可以痊愈，但好多被延误治疗的，或者是由难治性耐药细菌导致的肺炎，就可能出现种种并发症，甚至可能需要外科介入，进行胸腔插管救命或者开胸进行病灶清除，这是任何家长都不希望看到的结果，但为了救命却不得不如此，好在这种情况并不多见。

80

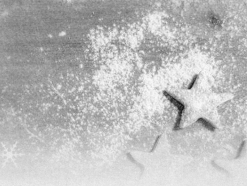

1 2 3 4 5 6 7 8 9 10 11 12 13 14 15 16 17
18 19 20 21 22 23 24 25 26 27 28 29 30 31

买西瓜 · 我的误诊

在胸外科工作，小儿胸腔积液成了我经常会遭遇的问题，在工作中，我也数次纠正过外院或兄弟科室同道误诊为急腹症的情况（其实原发病灶在胸腔），曾经的苦难变成了我的经验，我的经验保护了更多患儿，但又有哪个医生愿意以这样的方式积累经验呢？

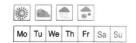
买西瓜·我的误诊

下夜班，离开医院的时候已近中午，当天是周二，憨憨所在的小学半天课，赶到学校接了憨憨回家。

回家的路过一个西瓜摊，憨憨说："爸，咱买半个西瓜呗。"

我说："好哇，为啥买半个？"

"因为妈妈每次都买半个"，憨憨说。

"如果买一个整个的，你怎么知道西瓜是不是熟得正好的？"

"我就是知道呀"，我瞅准了几个西瓜，用手轻轻地拍打，"憨憨你听，成熟度不同的西瓜，因为其含水量的不同，在你拍打的时候，西瓜发出的声音是有区别的，另外，手掌感觉到的震颤也有区别，嗯，就这个了。"

挑好了西瓜，称重，付钱，拎着西瓜领着憨憨往回走，憨憨还在说："爸，其实你刚才拍打那几个不同的西瓜时，我听着没区别，一样啊，你是怎么分辨的？"

"因为，爸爸是医生哦，另外一个原因是，爸爸小时候还在农村的时候，咱家种过西瓜，懂了没？"

"不懂，你说种过西瓜我还明白，这跟你是医生有啥关系啊？"

"哈，这其中其实是有关联的"，我笑着解释说，"我们在检查病人的时候，通常有四种方法，分别是视、触、叩、听。视，就是看到了什么；触，就是摸到了什么；叩，就是叩击病人身体听到了什么；听，就是用听诊器了。"

为了让她好好消化我的话，我特意顿了顿才接着说："挑西瓜的过程，其实和叩诊差不多，叩诊是用手指叩击身体表面某一部位，使之震动而产生音响，根据震动和声响的特点来判断被检查部位的脏器状态有无异常的一种方法。叩诊时被叩击的部位产生的反响称为叩诊音，叩诊音的不同取决于被叩击部位组织或器官的密度、弹性、含气量及与体

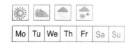

表的间距。"

　　我突然意识到，对于一个孩子来说，我现在发布的知识密度有点大，稍微犹豫了一下，还是接着解释下去，谁让她是一个医生的孩子呢。

　　"叩诊音根据音响的不同，在临床上分为清音、浊音、鼓音、实音、过清音 5 种。 以肺部为例，只有清音是正常的叩诊音，提示肺组织的弹性、含气量、致密度正常。 其他的几种情况则分别提示不同的肺部病变。 相比之下，叩击西瓜产生的叩诊音其实只有典型的 3 种，第一种情况是生瓜蛋子，组织较致密，叩诊音大致相当于肺炎肺实变的情况；第二种情况是熟过头，偻了，叩诊音类似于气胸；最好的情况就是西瓜充分成熟，水分均匀分布，叩诊音接近健康的肺，就是爸爸买的这个西瓜的情况喽。"

　　说话间，走到楼上，进屋，把西瓜摆好，一刀下去西瓜咔嚓裂成两半，果然沙瓤。

　　憨憨一边啃西瓜一边问："可是爸爸，我还是不明白，我真的没听出来你拍那几个西瓜的声音有什么不同。"

　　"这就需要经验了，其实是有区别的，你仔细体会多挑

84

几次，就能分得清了。"

"可是，西瓜摊那乱糟糟的啊，怎么可能听得清呢？"

"一个受过正规训练的医生，视触叩听这种基本功都应该是过关的，理论上叩诊的时候环境应该安静，以免影响判断。但实际上，这一条很难满足，你也和我去过医院，医院一点儿也不安静吧，再加上有时候孩子还哭闹不配合呢？这种情况下，要求临床医生必须有高超的水平，就是即使在嘈杂的环境里也一样能作出准确的判断。所以，挑西瓜实在是太简单的事了吧。"

"那如果一个人耳朵不太好使，对不同的声音没那么敏感呢？"

"那经过系统的训练也是能掌握的，还记得你刚开始学古筝的时候我为什么反对不？你和你妈都是天生的唱歌跑调，她小时候学钢琴学得就不怎么好，现在不知怎么地又非让你学古筝，你说我上班累一天了，晚上到家，一个跑调的妈带着一个跑调的孩子唱谱，你知道这让我这种天生乐感极好的人听着有多崩溃吗？古筝我第一次摸，几分钟下来我就能弹一个非常简单的曲子了，但你现在比我弹得可好多了吧？为什么？就是经过了系统的训练，可以让你这种唱歌

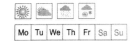

跑调的孩子也能掌握一种乐器。 不过，我倒是不指望你在音乐方面能有什么成就，学会一种乐器，只是让你在生活中多了一个让自己高兴的途径，不至于太无聊。 挑西瓜这事儿毕竟比学古筝简单多了。"

"爸爸，我还有最后一个问题，我怎么知道你这回挑好的西瓜是因为你会挑，而不是因为你运气好那个西瓜摊上当时所有的西瓜都恰好是好瓜？ 那几个你没选中的西瓜，你也没挨个切开让我看看啊。"

憨憨最后的问题其实在当时把我问住了，因为没有对照组而且样本数量又只有一个，那么买到这个好吃的西瓜就不能说明我会挑（这就是我反复提及的孤证不立），唯一可能形成间接对照的是燕子，但她因为对自己的功力不自信，从来就没买过整个的西瓜，都是半个的，如果买半个西瓜仍然买不好，那就不是听力问题，而是视力问题了。

但其实买西瓜不买整个的，这还是很晚近的事，以前在农村，大家也没有冰箱，哪有买半个西瓜的道理？ 所以挑西瓜这种基本生活技能，乡亲们也都会。 医生的叩诊虽然相对复杂，但也没复杂到难以掌握，据说奥地利医生 Josef Leopold Auenbrugger 在敲打酒桶时发现空的酒桶和满的酒桶声音不同，受此启发才发展出了叩诊的方法，后来这一方法

86

被当时慧眼识珠的著名医生推荐采纳，将叩诊的声音与尸体解剖结果相联系，最终使叩诊成为临床检查的重要组成部分，奠定了现代医学的基础。

相比于不同的酒桶，其实成熟度不同的西瓜可能更接近人体组织器官被叩击时发出的声音，不过，阴差阳错的，荣誉最终还是归属了酒桶，西瓜也只能望"桶"兴叹。

直到今天，视触叩听这四种方法仍然是临床检查的基本内容。 虽然，今天的医生可倚仗的早已不只是体格检查，我们还有各种花样繁多、昂贵、高级的辅助检查手段，但其目标却是一致的，无论有多少新的检查方法，都是为医生观察病人体内情况服务的，医生在整个诊疗过程中仍是居于不可替代的主导地位。

14 年前，当我还是医学生的时候，曾经因为右侧胸腔积液被母校附属医院的大夫误诊过，按胆囊炎稀里糊涂地治疗 7 天，而后被我自行发现问题转到了呼吸科。 虽然我早已原谅了几位医生的失误，但却经常以这次经历提醒自己注意仔细查体。

胸腔积液的患者在触诊时语颤会减弱或消失，叩诊时局部呈浊音，如果积液量较大还可能是实音，听诊时呼吸音会

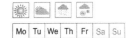

减弱或消失……也就是说，在没有胸片检查时，通过基本的体格检查，已经能初步判断胸腔积液的可能了，就因为首发症状是腹痛，而且腹部超声又提示胆囊有轻度异常，大家就满足于胆囊炎的诊断，在 7 天的时间里没有考虑可能存在的右侧胸腔积液的问题。

后来发生的事，老读者都知道了，我读了普外科的研究生，再回顾自己这次被误诊的经历，当然更清楚我的情况在当时诊断胆囊炎是非常勉强的，硕士毕业以后，在胸外科工作，小儿胸腔积液成了我经常会遭遇的问题，在工作中，我也数次纠正过外院或兄弟科室同道误诊为急腹症的情况（其实原发病灶在胸腔），曾经的苦难变成了我的经验，我的经验保护了更多患儿，但又有哪个医生愿意以这样的方式积累经验呢？

为了孩子，请戒烟

只要吸烟了，就很难"独害其身"，总是或多或少会影响到家人，尤其孩子的健康，须知，烟草烟雾没有安全暴露水平，一人吸烟，全家受害。 而且事情的麻烦之处在于，迄今为止，尚没有彻底清除三手烟的方法。

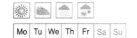

为了孩子，请戒烟

今天，突然间有点闲，自己溜达到护士站下几个医嘱，无意中听到几个护士姐妹正在对自己老公吸烟进行控诉中。

"真烦，天天吸烟，搞得他身上总有一股烟味，家里也是，孩子都不愿意理他。"

"我家那位还好，在外边抽，回到家说是怕影响孩子，抽的时候很少。"

"这恐怕也是你教育的好，我们那位，回家也抽，经过我和孩子的联手打击，人家干脆跑到阳台上抽，还把窗户打开，说通通风就没事了。"

"把你们的绝招教教我，我们家那位天天咳嗽还抽呢。"

"你们还说呢，昨天去饭店吃饭，边上那位抽烟，我们说了几句，人家直接火了，说我们多管闲事，还挺凶。"

　　……

　　我国虽然从 2005 年就加入了《世界卫生组织烟草控制框架公约》，并出台了一系列控烟条例，但十几年来却收效甚微，尤为讽刺的是，在世界范围烟草流行趋减的大环境下，我国烟草产量却还在上升，民众因烟疾病比例仍在上升，青少年尝试吸烟率和现在吸烟率仍逐年上升（开始吸烟年龄亦呈低龄化趋势），女性吸烟率也在上升……如果说这些吸烟者不知烟草的对自身健康的危害，恐怕谁都不会信，他们只不过抱着任性的态度，过着不负责的人生罢了。 但倒霉的被动吸烟者为何也要忍受这种毒害呢？ 很多人面对吸烟者甚至连个"不"字都说不出口。

　　烟草烟雾中已知的化学物质超过 7000 种，其中包括 250 种有害物质，致癌物近 70 种。 数十年来，数以万计的科学研究证明二手烟暴露对人群健康危害严重，能导致癌症、心血管疾病和呼吸系统疾病等，使非吸烟者的冠心病风险增加 25%～30%，肺癌风险提高 20%～30%。 二手烟也可以导致新生儿猝死综合征、中耳炎、低出生体重等。

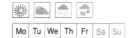
由于二手烟包含多种能够迅速刺激和伤害呼吸道内膜的化合物，因此即使短暂的接触，也会导致上呼吸道损伤，激发哮喘频繁发作；增加血液黏稠度，伤害血管内膜，引起冠状动脉供血不足，增加心脏病发作的危险等。 2011 年，中国疾病预防控制中心控烟办公室在《2011 年中国控制吸烟报告》中提出，烟草致命如水火无情，控烟履约可挽救生命！ ——这绝非危言耸听夸大其词。

但事实上很多吸烟者认为反正人固有一死，不如活着的时候想干啥就干啥图一痛快，又不是戒烟了就永生对吧？至于别人讨厌二手烟么，极个别烟民大概会在吸烟前询问一句，大多数则是一副死猪不怕开水烫的德行，我就抽了，你能把我怎么地？ 但是即使素质最差的烟民，如果谈到烟草对孩子，尤其是他（她）亲生孩子的危害，多少还是会有所顾忌。

为什么要特别强调二手烟对孩子们的伤害呢？ 因为儿童是最容易受环境烟草烟雾有害因素影响的人群，他们的代谢、排泄系统尚未发育成熟，同时，相较于成人，儿童每千克体重要比成人要吸入相对更多的空气（成人每天每千克体重吸入 0.2m³ 的空气，而一个 1 岁的儿童每天每千克体重要吸入 0.53m³ 的空气），这样，在同等的烟草烟雾环境下，儿童也就吸入了相对更多的有害气体。 另外，由于孩子通常坐得离父母、家庭成员或者看护者更近，因而如果这些家长吸烟的话，这些孩子就显然比其他被动吸烟者离空气污染物的源头更近。

2004 年归因于二手烟的死亡人数达 60.3 万，约占全球死亡总数的 1%，其中儿童就占 28%，这真是触目惊心的数据。

除了上述身体方面的危害以外，新近的研究提示二手烟还可能有害儿童心理健康，一篇发表在美国《儿童青少年医学文献》的论文认为，总体而言，儿童吸入二手烟越多，心理健康状况越差……

读到这里，不知道各位有孩子的烟民作何感想，是不是会想有没有哪种吸烟方式可以让自家孩子不受害呢？ 有人可能会说："这还不容易，我在办公室抽、在各种公共场所抽、各种用二手烟虐别人，但我回家立刻不抽了，或者只在孩子不在家的时候抽，抽完以后我开窗户！ 这不就成了？"

可事情却没那么简单，烟草的危害可以分为主动吸烟造成的危害和被动吸烟造成的危害，前者且不多说，花样作死

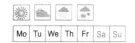

也算人权，后者却不止是多数人所熟知的二手烟的危害，还有近些年逐渐被重视的三手烟的危害。

三手烟是指吸烟后残留在衣服、墙壁、地毯、家具甚至头发和皮肤等物体表面和灰尘中的烟雾污染物质，它们可重新释放至空气中，其中某些化合物可与环境中的氧化物和其他化合物反应生成新的污染物。三手烟一说最早出现在2006年，《今日美国》发表了"婴幼儿可在家中吸收烟雾残余物"一文，当时并没有引起人们很大的关注，但目前已有足够的理论基础和有限的实验数据表明三手烟对人体，尤其是对于儿童的危害性。

其实早在三手烟这一概念被明确提出之前，已有相关研究存在。目前三手烟已知的成分包括尼古丁、可替宁、尼可替林、3-乙烯基吡啶、酚、甲酚、萘、甲醛、烟草特有亚硝胺，多环芳烃……随着研究的深入，三手烟的成分列表亦将逐渐增长。这其中如亚硝胺等已经是很明确的致癌物了，已确认与肺、口腔、食管、胰、肝等部位肿瘤的发生有关。

2013年，研究人员首次利用接近真实环境的、不同形成时间的三手烟样本，评估了它们对人体细胞的遗传毒性。在实验中发现，无论是短期或长期暴露的三手烟样本，均导致了 DNA 链的断裂。 这可能是三手烟毒性效应的形成机制之一。 在最新小鼠动物实验中发现，模拟人体暴露水平的三手烟可引起小鼠多脏器的改变，增加脂肪肝、肺纤维化、慢性阻塞性肺炎、哮喘的患病风险，延缓术后皮肤愈合。另外，暴露后的小鼠活动亢进，这项发现与过去观察到的二手烟暴露所致的儿童呈现的相关症状相一致，提示三手烟长期暴露还可能引发神经系统的疾患。

这样看来，只要吸烟了，就很难"独害其身"，总是或多或少会影响到家人，尤其孩子的健康，须知，烟草烟雾没有安全暴露水平，一人吸烟，全家受害。 而且事情的麻烦之处在于，迄今为止，尚没有彻底清除三手烟的方法。 一些常用的方式，如通风、吸尘、喷洒空气清新剂、熏醋、清洗烟缸等，都无法彻底消除三手烟。 目前较好的解决办法是清洗和置换被烟雾污染的物件，以清理一个吸烟者居住过的公寓为例，"美国非吸烟者权利"组织对房东提出过一系列建议措施，简直是一个既花钱又费时的浩大工程。

我们周遭的环境，目前远未形成对吸烟者的舆论压力，所有不吸烟的朋友，请行动起来，请对吸烟者说不！ 那些被尼古丁固化了的神经，早已不知自觉为何物，我们何必要以自己的健康代价，为他人的任性恶习埋单？

医生爸爸的365夜

January
Su	Mo	Tu	We	Th	Fr	Sa
					1	2
3	4	5	6	7	8	9
10	11	12	13	14	15	16
17	18	19	20	21	22	23
24	25	26	27	28	29	30
31						

February
Su	Mo	Tu	We	Th	Fr	Sa
	1	2	3	4	5	6
7	8	9	10	11	12	13
14	15	16	17	18	19	20
21	22	23	24	25	26	27
28	29					

March
Su	Mo	Tu	We	Th	Fr	Sa
	1	2	3	4	5	6
7	8	9	10	11	12	13
14	15	16	17	18	19	20
21	22	23	24	25	26	27
28	29	30	31			

April
Su	Mo	Tu	We	Th	Fr	Sa
				1	2	3
4	5	6	7	8	9	10
11	12	13	14	15	16	17
18	19	20	21	22	23	24
25	26	27	28	29	30	

May
Su	Mo	Tu	We	Th	Fr	Sa
						1
2	3	4	5	6	7	8
9	10	11	12	13	14	15
16	17	18	19	20	21	22
23	24	25	26	27	28	29
30	31					

June
Su	Mo	Tu	We	Th	Fr	Sa
		1	2	3	4	5
6	7	8	9	10	11	12
13	14	15	16	17	18	19
20	21	22	23	24	25	26
27	28	29	30			

July
Su	Mo	Tu	We	Th	Fr	Sa
				1	2	
31				1	2	3
4	5	6	7	8	9	10
11	12	13	14	15	16	17
18	19	20	21	22	23	24
25	26	27	28	29	30	31

August
Su	Mo	Tu	We	Th	Fr	Sa
1	2	3	4	5	6	7
8	9	10	11	12	13	14
15	16	17	18	19	20	21
22	23	24	25	26	27	28
29	30	31				

September
Su	Mo	Tu	We	Th	Fr	Sa
			1	2	3	4
5	6	7	8	9	10	11
12	13	14	15	16	17	18
19	20	21	22	23	24	25
26	27	28	29	30		

October
Su	Mo	Tu	We	Th	Fr	Sa
31						1
30	31					1
2	3	4	5	6	7	8
9	10	11	12	13	14	15
16	17	18	19	20	21	22
23	24	25	26	27	28	29

November
Su	Mo	Tu	We	Th	Fr	Sa
	1	2	3	4	5	
6	7	8	9	10	11	12
13	14	15	16	17	18	19
20	21	22	23	24	25	26
27	28	29	30			

December
Su	Mo	Tu	We	Th	Fr	Sa
				1	2	3
4	5	6	7	8	9	10
11	12	13	14	15	16	17
18	19	20	21	22	23	24
25	26	27	28	29	30	31

有关抗生素

从维萨里到哈维，我们一点点洞悉了人体的奥秘；从巴斯德到科赫，我们渐渐发现了敌人的形迹；从艾尔利希到弗莱明，我们掌握了杀敌的兵器抗生素……然而我们刚刚开始对细菌阵营攻城拔寨，嘴角尚挂着胜利的微笑，迅速醒转而来的细菌就开始重振旗鼓，以耐药基因武装起来卷土重来了，鹿死谁手，尚未可知……

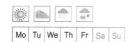

有关抗生素

夜班，来了一个脑袋肿胀的像外星人似的新生儿，精神萎靡，状态极差。头部 CT 检查提示头皮血肿，血细胞分析提示重度感染，显然，这血肿便是感染灶了。血肿穿刺抽出积血，并送细菌培养及药敏，培养结果为表皮葡萄球菌，药敏结果是多数常规抗生素均耐药，敏感药物只有利奈唑胺和万古霉素（利奈唑胺数百元一片）。这可让家属傻了眼，他们非常不解地问：我们的孩子只有 18 天，从出生至今还没用过抗生素，怎么就耐药了呢？非得用那么高级的抗生素不可么？还有一种相反的情况，由得家属一住院就会对医生提出，"我们这孩子总生病，用过好多高级的抗生素，普通的抗生素对孩子根本不好使，大夫，给我们使最好的。"

其实，单纯从治疗的角度来说，抗生素只有对的才是好的，贵的却未必是。

那么，什么才是对的呢？ 通俗点说就是药物要对症要有的放矢，专业的说法叫做要选用敏感药物。

说到这里，必须要提醒各位父母，网上时不时的会出现一些妖魔抗生素的言论，好像现在诸多难治性疾病都是抗生素导致的似的。 殊不知，在抗生素出现以前，就是一个细菌性肺炎或者感染性腹泻就可能要了人命，当人们习惯了抗生素存在的现代医疗环境之后，反而忽略了人类长久以来只能靠自身的抵抗力抗御疾病的历史（多数传统医学方法无法起到真正的护卫人类健康的作用），放大了抗生素的副作用与危害，属于典型的"忘恩负义"的言论。

真正的问题并非在于抗生素本身，而是对抗生素的不当使用。 首先，目前我国处方药管理办法的落实还不是很严格，在许多城市都可以不凭处方就买到抗生素。 以普通感冒这种自限性疾病来说，自行服用抗生素并不能缩短其病程，也不会对并发症的出现起到预防作用，但副作用的风险可一点儿也不会少，既然如此，又何必给自己找麻烦呢？在中国的儿科门诊，相当一部分挂点滴静点抗生素的均属不合理应用，这里面一方面固然有医生本身的问题，另一方面与家长对感冒这类疾病认识不清有关，个别想坚持原则的医

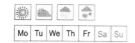

生往往会浪费大量的时间解释不用抗生素的原因。

其次，在没有细菌感染证据的情况下不需要应用抗生素。然而在很多基层医疗机构，甚至有在没有任何化验结果的情况下就开始静点抗生素，这绝对不恰当，漫无目的的放炮，当然也可能打击到敌人，但也可能伤及友军，这个世界上还没有任何一种抗生素是绝对安全的。

这种不恰当的使用抗生素，从微观上来说可能会因其副作用对患儿造成潜在的危害，从宏观上便加速了耐药菌株的产生。当这些经过几轮抗生素的战火洗礼之后仍能幸存的耐药细菌一旦感染上人体，即使是初次感染，也不是寻常抗生素对付得了的。就像本文开头提到的那个头皮血肿合并耐药表皮葡萄球菌感染的新生儿，如不用最高阶的抗生素利奈唑胺迅速控制感染，很可能将有性命之忧。

这个患儿的不幸在于他感染的是一种耐药细菌，如果没有药敏结果，而应用其他抗生素的话，很可能过不了感染这一关，因不断加重的感染导致感染性休克，最后不治而亡；他的幸运在于，穿刺出来的积血细菌培养有了阳性结果，可以根据药敏结果选定利奈唑胺这一昂贵的救命药，逃出了鬼门关。还有些情况是，培养鉴定出某种细菌后，药敏实验发现大部分抗生素均敏感，这时候就可以在这其中任选一种了，如果只有一种最便宜的药物是敏感药物，而其他品种均耐药，那就只能用这种最便宜的。

但问题的复杂在于，由于实验室条件的限制及入院前的抗生素治疗，并非哪一个因某种细菌感染而致病的患儿在治疗的过程中都能准确地找到病原体，而且即使可以培养出致病菌也需要一定的时间，在这些情况下，就只能由医生凭经验用药了，一些重症感染患儿，如坐待药敏结果再用药，恐怕没等药敏结果出现患儿就已经没救了。

除此以外，抗生素的应用应有足够的疗程，很多家长在患儿刚见好转的时候就要求停药出院，这是非常危险的行为，像支原体肺炎需要应用大环内酯类抗生素（阿奇霉素、红霉素等）持续到体温正常后的 5～7 天，临床症状基本消失后 3 天，以免复发；像有些由葡萄菌引起的肺炎，由于比较顽固、易复发和产生并发症，则疗程可能更长，需体温正常后继续用药 2 周，总疗程 6 周。

许多家长可能会问，那么作为父母如何判断患儿是不是细菌感染、是否需要应用抗生素呢？我可以非常负责任地告诉各位——不可能。除了那些典型的症状比较轻的感冒，可以暂时在家观察对症治疗以外，其余的情况，还是应该交予医生判断。就连我自己的孩子，必要的时候我也会

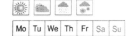

带她去医院做必要的检查才能决定是否应用抗生素，而不是完全根据症状作出判断。

通常，我们认为细菌是坏东西，可以致病，然而实际上人体却不能完全离开细菌，没有细菌人类将无法存活，细菌对地球来说也是必不可少的。从某种角度上会所，对于地球来说，我们人类却是如此多余。不仅多余，我们还是使地球罹患重病的罪魁祸首，但地球不会坐以待毙，于是当人类的数量越来越多时，疾病便在人群中传播开来。人类当然也不会心甘情愿地任疾病摆布，于是便有了医学。只不过在相当长的历史时期内，人类的医学乏善可陈，在与细菌对决的过程中，节节败退。更确切地说，我们根本不知道敌人究竟是谁，也不知道自己身体的奥秘，正是不知彼不知己，每战必殆。

从维萨里到哈维，我们一点点洞悉了人体的奥秘；从巴斯德到科赫，我们渐渐发现了敌人的形迹；从艾尔利希到弗莱明，我们掌握了杀敌的兵器抗生素……然而我们刚刚开始对细菌阵营攻城拔寨，嘴角尚挂着胜利的微笑，迅速醒转而来的细菌就开始重振旗鼓，以耐药基因武装起来卷土重来了，鹿死谁手，尚未可知……

由小美人鱼如何呼吸说起

动画片里的小美人鱼没有鳃，显然不对，因为童话及动画
的作者大概也没在合理性方面想那么多，仅仅提供了人的
上半身和鱼的下半身这个造型，如果在漂亮人鱼的颈侧部
出现一对儿鳃，那也太不好看了，艺术家么，哪里管得了
那么许多。

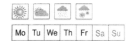

由小美人鱼如何呼吸说起

有一天憨憨问我："爸爸，安徒生的童话里说美人鱼 15 岁之前不能浮出海面，那她是怎么呼吸的呢？"

我随口答了一句："反正不能用肺。"

憨憨又问："那是用鳃么？ 可动画片里的小美人鱼也没有鳃啊。"

我想了想，然后说："其实呢，人曾经是有鳃的。 在人的胚胎发育过程中，鳃器出现在第 4 周和第 5 周，鱼类和蝌蚪自然是可以用鳃器进行呼吸的，但人胚的鳃器存在时间较短，它与颜面、颈部和某些腺体的形成密切相关。 动画片里的小美人鱼没有鳃，显然不对，因为童话及动画的作者大概也没在合理性方面想那么多，仅仅提供了人的上半身和鱼的下半身这个造型，如果在漂亮人鱼的颈侧部出现一对儿鳃，那也太不好看了，艺术家么，哪里管得了那么许多。"

"可是，爸爸，你怎么知道小美人鱼如果有鳃的话，就一定会出现在颈侧部？"，憨憨不依不饶，继续发问，"长脑袋顶上不行么？"

"可是，我就是知道啊"，我心说这么简单的问题你还能难住爸爸么？"因为并不是任何人的鳃器都会在发育过程中完全退化，有些小朋友出生以后还带着鳃的遗迹呢，当然，这就属于畸形了，需要做手术的，正是爸爸医院的外科经常要处理的，这种遗迹就发生在颈侧部，可表现为囊肿或瘘，这要是不切掉，流脓淌水的会很麻烦……不过呢，即使这样遗留了鳃器残迹的小朋友，也是没有办法在水下呼吸的哦。 他们也得用肺呼吸。"

憨憨若有所思地点了点头。

我继续说道："小美人鱼也不过是作家大胆浪漫的想象而已，所以讨论小美人鱼如何呼吸就很扯，但人胚早期鳃器的出现却提示，其实人和现在的鱼类也许有共同的祖先，这叫作种系重演的现象，也是物种演化和人类起源于其他物种的佐证，当然，人类起源及演化这个问题更复杂，我就不跟你说太多了。"

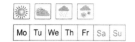
"爸，其实你也就知道这么多吧？ 我自己翻书看看去。"憨憨一脸不屑地说。

其实憨憨真说对了……我还真是知道的不多，作为儿外科医生，我希望读者能对腮源性囊肿及瘘这一大类疾病有所认识，如果孩子颈部出现包块，或在颈部及耳朵附近有极细的小孔并有黏液样分泌物流出，要想到这是需要手术处理的畸形，一般来说，由于这种畸形并不影响孩子的生长发育，因此这类手术并不必需要着急做。 2 岁以后再行手术即可。

后来有一天我去幼儿园接憨憨的时候，她给我讲了一件小事，说跟小朋友吵架，对方被气哭了，我问你说什么了，她说有个小孩儿的耳朵会动，就跟我们显摆，还笑话我们这些耳朵不会动的小朋友，我就说，你耳朵会动有什么了不起的，这是个没用的功能，人类早在演化过程中让这个功能退化了，你的耳朵还会动弹，说明你进化不完全……然后他就哇的一声哭着告老师去了。

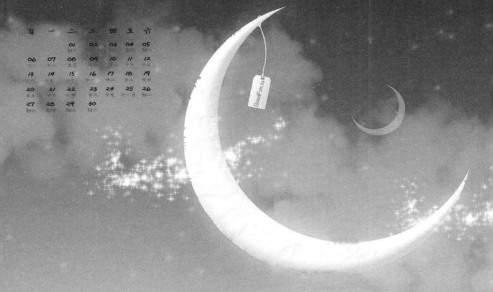

日	一	二	三	四	五	六
		01	02	03	04	05
06	07	08	09	10	11	12
13	14	15	16	17	18	19
20	21	22	23	24	25	26
27	28	29	30			

神秘的生长痛

生长痛是一个神秘的坏蛋，忽然出现忽然消失，虽然目前爸爸找不到合适的武器揍它，不过呢，随着憨憨你慢慢长大，它自然就会跑掉，不敢继续欺负你了。

神秘的生长痛

下班回家，燕子问我："我想给憨憨买钙片，哪个牌子的好？"

"哦？ 为啥买钙片？"

"她这几天嚷嚷腿痛，我觉得像生长痛，听说这是缺钙造成的。"

"哈，你还知道生长痛呢，不容易，但可是，生长痛就得补钙么？"

"怎么，没有用么？"

"嗯，这个就不知道了吧。 且听我慢慢道来。"

生长痛是很多小儿都经历过的一种情况，常见到什么程度呢？ 仅从小儿骨科门诊生长痛的就诊率来看，小儿骨科门诊 1/3 以上都是因为这种情况来就诊。 从既往的统计资料来看，针对 2 ～ 12 岁这个群体，不同的研究者得出的发病率大约在 2.6% ～ 49.4% 之间。 那些初为人父母的家长，如果仔细回忆自己小时候，也可能经历过这种疼痛，只不过当时未必引起太大重视而已。

生长痛现象早在 1823 年由 Duchamp 首先提出，由于常常发生在生长期，所以称为 "生长痛"。 它是儿童时期特有的一种生理现象，好发于 2 ～ 12 岁的健康儿童。 主要表现为反复发作的双下肢间歇性疼痛，尤以胫骨、膝关节及其周边部位为重。 典型的生长痛多发生在夜间，持续约数分钟至两小时后可自行缓解，疼痛程度较轻，间歇期无任何不适，不影响白天活动。

所谓的间歇性是指有一定的周期性，各个报道不尽相同，周期为几天至几个月不等，而一些严重的病例可能每天都会发生。 有一份包括 44 例患儿在内的调查发现，43% 的患儿会在 1 周左右发生一次。 生长痛的发生时间通常在傍晚或夜间，这样的规律会严重影响儿童的睡眠质量，导致他们的夜惊、夜醒、早醒、日间嗜睡等。

随着我国人民生活水平的提高，和小儿保健意识的增

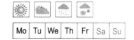

强，这种情况才逐渐被患儿家长及医生学者重视起来。

一个有经验的小儿骨科医生，对于典型的生长痛，通常不需要过多的辅助检查，仅通过详细地询问病史和仔细的查体就能确诊，倒是经常有家长面对这样的诊断抱以怀疑态度，甚至要求医生给患儿开具 X 线检查。

家长需要理解的一种情况是，当医生综合各方面因素，考虑有必要进行一些辅助检查，最后却发现 X 线、血钙、血磷、血碱性磷酸酶、风湿因子等检查没有异常，诊断仍为生长痛时，要相信专业的判断。至于作为家长如何判定这些检查是否必要合理，我不得不说，这不是我的这篇科普文章所能完成的任务，简单说，积极配合医生的建议处置，仍是目前医疗环境下的上上之策。

那么，为什么会发生这种生长痛呢？如在门诊遇到这样的问题，医生通常会说，不好讲，挺复杂。这不是医生敷衍，而是确实不太容易三言两语说清楚。生长痛这个概念虽然已提出近 200 年，但对于其病因的阐释，却仍难以让人满意，只有一些假说，在此不妨与好奇的家长分享一下。

传统的观点认为，生长痛的原因主要与解剖、活动强度、心理因素和生长的速度等有关。

110

解剖学观点认为，由于姿势的不正确导致了生长痛的发生，并且在部分患儿中确实也通过改变姿势而缓解了其疼痛。这种观点有一些小样本的随机试验证据支持，有人发现扁平足伴膝外翻也可以成为部分生长痛儿童的发病原因。但也有相反的证据，有学者在180例儿童的随机对照试验中发现足的姿势和生长痛并不相关。

　　随着认识的深入和检测手段的进步，生长痛也被认为与儿童的痛阈密切相关——就这个观点而言，笔者觉得特像一句废话，这个世界上似乎还没哪种疼痛与痛阈是无关的呢，这句话用非学术语言来讲就是，生长痛和孩子怕痛不怕痛有关！

　　还有这样的现象，家长说孩子的生长痛在增加身体活动、锻炼以后会更加明显。因此，有观点认为生长痛和疲劳、大量运动后代谢产物在肌肉系统中堆积有关，推论生长痛与过度活动密切相关。但针对儿童的这项研究尚无结论，更没有生长痛与过度运动相关的确切证据。也就是说，生长痛与运动有没有关系呢？没准儿呢。

　　这也不确切，那也没准儿，那这个病咋治疗呢？还真没太好的法子治。临床常见的医嘱也无非就是适当休息，也有给开大量钙片的，那么补钙有没有用呢？答案仍然是

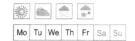
不确定的。

因为关于生长痛与钙、磷、碱性磷酸酶的关系，目前仍存在不同的看法。有人认为生长痛与血钙、血磷的水平没有关系，在对某学校 2837 名中小学生的普查中，符合生长痛诊断的所有患儿血钙、血磷水平都在正常范围。但也有部分学者的研究提示儿童生长痛的发生与钙的缺乏有一定关系，可能是由于小儿骨骼发育，神经肌肉紧张而导致牵扯性疼痛，另外，钙对神经兴奋有抑制作用，缺钙可以使神经肌肉兴奋性增高，从而引起肌肉疼痛或肌肉痉挛等。

那么回到上面的问题，我要不要给憨憨买钙片呢？我琢磨了一下，决定不买。但要安抚孩子，告诉她没什么大事，这个生长痛是一个神秘的坏蛋，忽然出现忽然消失，爸爸找不到合适的武器揍它，不过呢，随着你慢慢长大，它自然就会跑掉，不敢继续欺负你了。

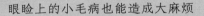
眼睑上的小毛病也能造成大麻烦

我小时候因眼睑出现睑板腺囊肿（以往称为霰粒肿）被庸医误诊为"偷针眼"（麦粒肿），结果迟迟没有手术，还被施以种种不靠谱的措施，最后耽误得不但右眼睁不开，甚至整个右半张脸都肿了起来，不得已还是做了手术，虽然恢复的时间稍长了些，侥幸没有留下瘢痕，否则就要变成"疤瘌眼儿"了。这段惨痛的记忆可谓刻骨铭心，所以当燕子说发现憨憨眼皮上有个小包块时，我立刻警觉起来。

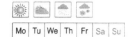

眼睑上的小毛病也能造成大麻烦

　　我小时候因眼睑出现睑板腺囊肿（以往称为霰粒肿）被庸医误诊为"偷针眼"（麦粒肿），结果迟迟没有手术，还被施以种种不靠谱的措施，最后耽误得不但右眼睁不开，甚至整个右半张脸都肿了起来，不得已还是做了手术，虽然恢复的时间稍长了些，侥幸没有留下瘢痕，否则就要变成"疤瘌眼儿"了。这段惨痛的记忆可谓刻骨铭心，所以当燕子说发现憨憨眼皮上有个小包块时，我立刻警觉起来。

　　燕子确实算细心的母亲了，像这种1岁孩子眼睑表面皮肤的隆起，如不仔细观察，是非常容易忽略掉的。记得当时还是冬天，母亲也在我家里，听我说憨憨得了睑板腺囊肿之后就开始心疼孩子，这么小（憨憨当时1岁）就要做手术，能行么？

　　联系眼科医生，打车到医院，经眼科顾医生再次确认，确系睑板腺囊肿，建议手术治疗。 顾医生对我说："李大夫你也够心细的，好多孩子就诊时都很晚了，甚至已经耽误的眼皮出现了瘢痕，你发现的还挺及时的。"

我对这位眼科医生说："我也不是学眼科的，不过是久病成医啊，我 11 岁时第一次经历这种手术，到大学毕业之前，4 个眼睑（就是眼皮啦）一共做过 12 次手术，平均每个眼睑得过 3 次睑板腺囊肿，我当然对这个有所警惕啊，这中间若有一次手术失误我这眼睛就得变成肚脐儿了。"

"12 次？" 顾大夫说道，"那你真是够倒霉的，不过这个手术是常规手术，并发症非常罕见，像睑板腺囊肿这种情况，最佳手段还是手术治疗，好多保守治疗的措施效果都不确切。"

顾大夫一边说着，一边做手术前的准备，憨憨还不知道怎么回事，只顾四下张望看热闹，我心说待会儿有你的好受呢。

等到把憨憨抱到小床上固定住了身体和手脚，小家伙开始慌了，知道情况不妙，开始大哭。 怎奈奶奶和妈妈似乎谁都不肯帮她脱身，反而帮着女大夫摁住她，连爸爸也不管她的反抗了，只是固定住她的脑袋。 这种眼科中常见的门

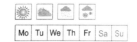

诊手术，如果患者是一个成年人，自然没这么麻烦，可小孩子不可能老老实实配合，自然需要一些固定措施。

顾大夫开始"下手"了，她用一个小夹子把孩子的眼睑翻转过来，用生理盐水冲洗结膜囊，局部用 2% 利多卡因浸润麻醉。 从囊肿所处结膜面囊肿顶端做切口，切开后可见黏胶样囊肿内容物自行溢出。 接着用小刮匙伸入切口内，沿囊肿内壁刮除一周，刮除所有病变组织后，又仔细剪除部分囊壁组织，并用碘酒烧灼囊腔壁……切口不缝合，结膜囊涂抗生素眼膏并以小纱布块遮盖。 整个操作过程不到 5 分钟，也没流多少血，但憨憨则一直在大声哭闹反抗，由于有局麻药的作用，她的反抗肯定不是因为疼痛，而是因为恐惧。

我自己就在儿童医院外科工作，这样的场景司空见惯，在患儿的哭闹挣扎中完成种种必要的操作，早已经练就了必要的"残忍"，虽是自己女儿，心里也没过多异样的情绪，反而担心我娘的心脏和血压了，唉。 手术完成后，回头一看我娘，满头大汗不说，脸色也极难看，缓了好一会儿才恢复正常。

顾大夫详细交代了术后注意事项，开了眼药水及眼药膏，并告知次日来换药。 憨憨恢复得很顺利，第 6 天就摘去了纱布，除了最开始上眼药水她有些抗拒之外，后来几次她已经学会主动配合了，我一把药水拿出来，她就自己躺在小床上乖乖等着了。

婴幼儿睑板腺囊肿形成的原因还不是十分确切，可能与多种因素有关。较为可能的原因是眼睑的慢性炎症，如患结膜炎或睑缘炎时引起腺体排泄口阻塞，腺体分泌物不能正常排出而发生潴留淤积，刺激腺体及周围发生慢性炎性肉芽肿性改变，还可能与腺体分泌功能旺盛有关。所以，虽然有一些预防性建议，比如建议患儿少揉眼睛什么的，这种建议究竟有多大价值就难说了。

睑板腺囊肿病程进展缓慢，表现为眼睑皮下圆形肿块，大小不一。小的囊肿经仔细触摸才能发现。可致使眼部皮肤隆起，但与皮肤并无粘连。大的睑板腺囊肿肿块可压迫眼球，甚至产生散光而使视力下降。与肿块对应的睑结膜面呈紫红色或灰红色的病灶。一般无疼痛感，肿块也无明显压痛。

小的囊肿有可能自行吸收，但多数长期不变，或逐渐长大，质地变软。如任其发展则可能自行破溃，在眼睑形成瘢痕。

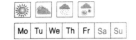
　　很多家长在告知需要手术治疗时往往对手术心存顾虑，希望可以经非手术治愈。目前虽然有一些保守治疗的措施，但总体上就治疗效果来说远不能与手术相提并论，更别说替代手术了。值得探讨的细节是，这虽然是一个眼科的门诊手术（在门诊小手术室进行，局麻下进行），但有学者提出这样的方式容易对孩子造成心理创伤，因此建议进入手术室在全麻下行手术治疗。这种担心可能并非多余，只是治疗费用无疑将会大大增加了。不过这次手术似乎没对憨憨造成什么心理阴影，她现在已经9岁了，翻看当时手术后拍的照片时，她还会说："爸爸，当时我做完手术，就变成这个样子了，像一个小海盗似的，是吧。"

　　只是燕子偶尔会对这个睑板腺囊肿的病因耿耿于怀，我对她说"我不是都告诉你了么，是睑板腺腺体排泄口阻塞，腺体分泌物不能正常排出而发生潴留淤积造成的。"

　　她问道："那怎么别人家孩子不得，偏你的孩子得，你敢说没有你的遗传因素么？"

　　"这……这个嘛"我支吾道，"这个提法，暂时没有确切的证据支持哇。"

　　注：麦粒肿为细菌（常见为葡萄球菌）感染引起睑腺体

的急性炎症，根据受累腺组织的不同部位分为外麦粒肿和内麦粒肿。 外麦粒肿是睫毛毛囊所属的皮脂腺（Zeiss腺）受感染，俗称"偷针眼"。 在治疗方面，在我国农村及部分县城，有在中指和无名指缠红线的风俗（男左女右），据称很灵验云云。 由于此类疾病有相当一部分可在麦粒肿自行破溃后自愈不留任何瘢痕，自然会有人真的将疗效归功于那根神秘的红线。 但无论是霰粒肿还是麦粒肿，一旦发现孩子眼睑有异常包块，还是及早就医的好。 在当下这个医学分科已经非常细化的今天，任何民间土方都不该再有立足之地了。

医生爸爸的365夜。

January
Su Mo Tu We Th Fr Sa
31   1 2
3 4 5 6 7 8 9
10 11 12 13 14 15 16
17 18 19 20 21 22 23
24 25 26 27 28 29 30

February
Su Mo Tu We Th Fr Sa
 1 2 3 4 5 6
7 8 9 10 11 12 13
14 15 16 17 18 19 20
21 22 23 24 25 26 27
28 29

March
Su Mo Tu We Th Fr Sa
 1 2 3 4 5
6 7 8 9 10 11 12
13 14 15 16 17 18 19
20 21 22 23 24 25 26
27 28 29 30 31

April
Su Mo Tu We Th Fr Sa
        1 2
3 4 5 6 7 8 9
10 11 12 13 14 15 16
17 18 19 20 21 22 23
24 25 26 27 28 29 30

May
Su Mo Tu We Th Fr Sa
1 2 3 4 5 6 7
8 9 10 11 12 13 14
15 16 17 18 19 20 21
22 23 24 25 26 27 28
29 30 31

June
Su Mo Tu We Th Fr Sa
   1 2 3 4
5 6 7 8 9 10 11
12 13 14 15 16 17 18
19 20 21 22 23 24 25
26 27 28 29 30

July
Su Mo Tu We Th Fr Sa
31   1 2
3 4 5 6 7 8 9
10 11 12 13 14 15 16
17 18 19 20 21 22 23
24 25 26 27 28 29 30

August
Su Mo Tu We Th Fr Sa
 1 2 3 4 5 6
7 8 9 10 11 12 13
14 15 16 17 18 19 20
21 22 23 24 25 26 27
28 29 30 31

September
Su Mo Tu We Th Fr Sa
    1 2 3
4 5 6 7 8 9 10
11 12 13 14 15 16 17
18 19 20 21 22 23 24
25 26 27 28 29 30

October
Su Mo Tu We Th Fr Sa
30 31   1
2 3 4 5 6 7 8
9 10 11 12 13 14 15
16 17 18 19 20 21 22
23 24 25 26 27 28 29

November
Su Mo Tu We Th Fr Sa
  1 2 3 4 5
6 7 8 9 10 11 12
13 14 15 16 17 18 19
20 21 22 23 24 25 26
27 28 29 30

December
Su Mo Tu We Th Fr Sa
    1 2 3
4 5 6 7 8 9 10
11 12 13 14 15 16 17
18 19 20 21 22 23 24
25 26 27 28 29 30 31

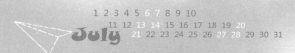

1 2 3 4 5 6 7 8 9 10
11 12 13 14 15 16 17 18 19 20
21 22 23 24 25 26 27 28 29 30 31

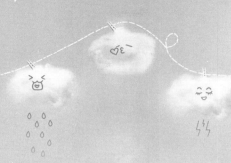

倒背溺水儿奔跑，跑不赢死神 ☀

曾几何时，人类面对烈性传染病的杀戮束手无策，时至今日，当年好多危害甚烈的传染病均已臣服，我们有什么理由坐视溺水这种非常容易预防的意外继续每年夺走几十万生命呢！

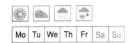

倒背溺水儿奔跑,跑不赢死神

一条题为《十分钟! 倒背溺水儿奔跑跑赢死神》的新闻在微博上迅速被转发了上万次,不少网友纷纷表示"扩散! 让更多的人知道此救命方法!"。 但这种方法在关键时刻真能救命么? 其实,就在这则新闻中便提到了13年前用该方法失败的例子。 2004年7月21日,东莞一男孩失足落水,1小时后被村民救上岸,20多名村民和警察用倒挂的土方法,百米接力来回奔跑希望救回孩子性命,可惜未能如愿。

笔者注意到在关注这个新闻的网友中,也有不少人对这个土办法提出质疑,还有不少人说应该先送医院啊。 其实这个土办法固然不规范,但要直接送医院,恐怕患儿生还的机会将更加渺茫。

通常而言,发生溺水的场所,往往距医院有一定的距离，而溺水的急救却须疾如星火、争分夺秒，现场急救对于溺水儿童的预后起着最为关键作用。曾有这样一个案例：某地有两名少年到水库游泳时溺水，被村民们救上岸后，三四个人四平八稳地抬着一少年赶到医院。被送来时，鼻孔、嘴巴中还塞着淤泥、杂草没有去除。医生虽然立即开始急救，但由于被耽误了宝贵的抢救时间，终于回天无力，少年不治身亡。像这样的悲剧显然不是个别情况，因为中国的民众多没有掌握正确的抢救溺水者的常识，而溺水之后的最初8分钟恰是救人的最关键时段，得什么速度能在这么短的时间内把溺水者送到医院呢？怕是处于巅峰状态的职业短跑运动员都办不到。

正确的办法是，当溺水者被从水中救出之后，立即展开急救！

首先应该迅速清除口腔、鼻腔内的污水、污物、分泌物及其他异物，保持气道通畅。然后迅速检查溺水者有无呼吸心跳停止，如已经出现这种情况，需立即开始心脏按压及人工呼吸。同时迅速送往医院，在转运途中，不要停止心脏按压及人工呼吸。至于如何规范地进行心肺复苏，这其实应该属于全民教育的一部分，仅凭一篇小文实在很难让读者掌握。

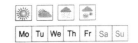

就新闻中的这个"倒背溺水儿"的方法来说，笔者的评价是：比坐视不理或者四平八稳地抬去医院可能会稍微强那么一点点，但作用极其有限，微乎其微。毕竟，医学史上对于急救的认识也非一蹴而就，人们不可能一开始就掌握正确的溺水急救方法，新闻中提到的这个方法也不是当地村民和警察拍脑袋想出来的，而是有确切的渊源。这个古老的方法，我们可在不少中医典籍里寻得蛛丝马迹。比如宋代的宋慈在《洗冤集录》中就记载了救溺秘诀"倒挂吐水法：又屈死人两足着人肩上，以死人背贴生人背担走，吐出水即活。"非常近似的说法也见于唐代《千金方·备急千金要方》。

从唐代直至民国，我们看到的是，这个方法几乎就是呈静止状态一代一代传承，并没有任何有效改进。反观西方，在相当长的一段历史时期里，和我国也是半斤八两，并无行之有效的急救复苏措施。真正有科学萌芽的心脏按压，出现的历史也不长，不过百多年而已，相对成熟的心肺复苏的出现时间距今也不过60余年。

回溯这些历史，是想让大家明白，苛责古人无意义。从直觉上来说，倒背奔跑由于体位及颠簸的关系可能会部分地起到排水及挤压胸廓的作用，但新闻中的溺水儿童得以侥幸"活命"的真相,是不是就真的是由于这点动作却很难验证,更大的可能也许是,溺水的孩子根本就没有出现呼吸心跳骤停,只不过当时气息微弱,被误判为死亡。

作为有一定影响力的新闻媒体,用"倒背溺水儿奔跑跑赢死神"这样的标题未免有些言过其实,本来宣扬人间大爱弘扬正气并无不妥,如果记者能再严谨一些,请教一下有关专业人士,在发布这样一个有价值的新闻的同时能普及宣教正确的溺水抢救知识,岂不是两全其美的事么?用不规范的措施同死神赛跑,其实跑不赢死神。

另外值得一提的是,在很多影视作品表现抢救溺水者的桥段中往往有对溺水者挤压腹部令其"吐水"的情节,事实上这一措施在急救过程中并非必要,目前认为,这样做非但无益,反而可能耽误心肺复苏的时机。 在最新的急救手册中,已经不再将排水这个步骤写进溺水的抢救过程中了。在实际操作中,要看溺水者有无心跳呼吸停止,如有停止,还是要首先进行心肺复苏(CPR),而不是浪费时间在排水上。 实际上用各种倒水法仅能排出 50 ~ 75 毫升的水分,很多溺水者由于发生喉痉挛或屏气,根本就没将水吸入肺内,即使吸入肺内,也已很快进入循环系统,而由于排水浪费了宝贵时间延迟了心肺复苏,往往丧失了最关键的时刻。 一

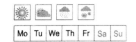

念之差，可能就阴阳两隔了。

倒背溺水儿奔跑，当然跑不赢死神。那心肺复苏呢？其实。也不是每次都能赢。因为溺水一旦发生，其结果常常是致命的。与其他的意外伤害不同，溺水的预后取决于两个非常重要的因素：其一是以多快的速度将溺水者捞出，其二是以多快的速度进行心肺复苏。如果溺水时间过长的话，任是多么规范、多么迅速的心肺复苏怕也回天无力。

真能跑赢死神的，其实是预防。

很显然，再有效的急救措施也不如干脆不溺水。2014年11月17日世界卫生组织首次发表《全球溺水报告：预防一个主要杀手》，该报告中提到每年共有37.2万人溺水死亡，每小时即发生溺亡42起，其中90%以上溺水事件发生在低收入和中等收入国家，而在我国，溺水是导致0～14岁年龄组死亡的首要原因。

几乎所有关爱子女健康的父母在就诊的时候都会对病因特别关心，只可惜，并非每种疾病都有明确的病因和有效的预防措施，但溺水这种事，"病因"当然是很清楚的，预防措施也很有效，可为什么我们每年还要因为溺水这种意外失去那么多孩子呢？

世界卫生组织非传染性疾病、残疾、暴力和伤害预防管理司司长 Etienne Krug 博士指出："几乎一切有水的地方都有溺水风险，尤其在家里和家周围。 日常生活中，溺水往往发生在浴缸、水桶、池塘、江河、水沟和水池中。 我们知道如何预防，而同时每年却有几十万人溺水死亡，这是令人无法接受的"。 在很多人的印象中，淹死这种事可能只发生在游泳戏水的过程中，其实远不止如此。 美国统计了 1999 ～ 2006 年溺水的场所，其中 31.0% 发生在自然水域，14.5% 发生在游泳池，另外还有 9.4% 发生在浴缸……

为了减少甚至杜绝这类悲剧的发生，无论国家、社区，还是个人，均应积极行动起来，世界卫生组织的全球溺水报告提出了一系列预防溺水的建议，包括在水边加装护栏；为儿童提供日托中心等安全场所；协助儿童掌握基本游泳技能；向人们讲解安全救护和复苏方法；国家级干预措施包括改进划船、航运和摆渡法规；改进水灾风险管理，并实行全面的水安全政策。 对于个人来说，我们当然不必因为害怕溺水就干脆不去游泳或洗澡，但至少在身体明显疲倦甚至是醉酒之后远离这些涉水行为，还是对生命负责的态度。

曾几何时，人类面对烈性传染病的杀戮束手无策，时至

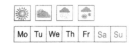
今日，当年好多危害甚烈的传染病均已臣服，我们有什么理由坐视溺水这种非常容易预防的意外继续每年夺走几十万生命呢！

由误吞钢丝划破心脏的新闻说开去

即使现代医学已经很发达了，外科医生能够做的，也只能是最大程度地止损，但当这种人为的损失足够大时，外科医生也就无力回天了。 就像上述手术，医生能达到最好的结果就是延续生命，至于接受完这个手术的患儿究竟经历了或将要经历怎样的痛苦，也就只有本人和家庭默默承受了。

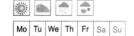

由误吞钢丝划破心脏的新闻说开去

2014 年 11 月 16 日，新闻晨报（上海）报道了一例因吃鱼时误吞钢丝导致心脏损伤险些丧命的事件。 有些网友不免觉得惊诧，吃鱼误吞钢丝居然能划破心脏？ 这以后还让不让人愉快地吃鱼了！

像这样极端的病例，虽属少见，但确实是可能发生的。因为从各个器官的毗连关系上来说，食管在胸部走向的部分恰好位于心包的后面，如果误吞入食管的钢丝正好在这个位置卡住，随着食管的蠕动及心脏的搏动，钢丝就会刺穿食管、划破心脏。 一查资料，还真能找到不少类似的病例，比如 2014 年 1 月《吉林医学》就发表了《食道异物致心脏破裂抢救成功 1 例》的报告。 万幸的是前面提到的这两个病例都经急诊手术救治成功，捡回来一条命。 但我们有理由相信，像这样凶险的情况，能够及时获得有效的救治，实属侥幸，更多的人能否活着被送进医院都很难说，就算能被送进医院，当地医院又是否具备开展心脏外科手术的技术实力呢？

事实上即使没有伤及心脏或大血管，仅仅是食管外伤本身，处理起来也相当棘手，而且并非救活一命就算万事大吉，有些情况，虽然命能保住，但在手术之后的日子里，可能将永远忍受着生不如死的痛苦。这其中，以小儿食管的化学灼伤最让人揪心。

临床工作中，最经常被家长问及的问题是，我们孩子这个病是怎么得的？但在很多情况，这个问题是毫无意义的，医生尽量通俗易懂地解释半天，家长通常都是"哦"的一声，然后该干啥干啥去了。如果有明确的病因和切实可行的预防办法，不用你多问，医生早就详细交代了。食管化学灼伤患儿的家长就没有一个问这种问题的，因为他们很清楚，原因就在他们自己身上，由于家长的粗心，患儿将承受巨大的痛苦，人生可能从此被改写。

根据病情的轻重及不同医院的技术水平，小儿食管化学灼伤的治疗办法包括食管扩张及手术治疗，有些灼伤不重、瘢痕狭窄较轻的病例，可经数次食管扩张获得痊愈，但有些灼伤严重的情况，就不得不进行食管重建的手术了，而在做

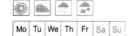

这个手术之前，通常为解决患儿的吃饭问题，有些时候还得先进行一次胃造瘘（简单的说，就是经皮肤在胃上打个洞），通过这个人造的瘘口，往胃里注入食物以维持生命。

重建食管的手术方法主要有两种，一种是将患儿的一段横结肠与其食管的颈段和胃分别连接吻合，另一种是将患儿的胃裁剪成一个管状，自胸骨后面拉上去与其食管的颈段进行吻合，术后还要面对吻合口瘘、吻合口狭窄，甚至是呼吸困难需要再行气管切开手术等风险。即使是那些所谓术后恢复顺利的，想想经过这样"乾坤大挪移"般的手术之后，患儿将是一种什么样的生活质量？即使现代医学已经很发达了，外科医生能够做的，也只能是最大程度地止损，但当这种人为的损失足够大时，外科医生也就无力回天了。就像上述手术，医生能达到最好的结果就是延续生命，至于接受完这个手术的患儿究竟经历了或将要经历怎样的痛苦，也就只有本人和家庭默默承受了。

从学术的角度来说，我们仍然可以就具体的治疗方式、手术时机、适应证选择做深入讨论，事实上这样的讨论也从未停止。可我经常想到的问题是，这样的悲剧为什么要发生呢？为什么不可以100%杜绝这样的事情呢？以我接触过的有限的病例来看，此类患儿无一例来自城市，几例火碱及强酸造成的食管烧伤均来自农村，而且这些家长都把这种危险的液体放在了儿童触手可及的地方。 只有一例是个例外，大人把火碱液体装在了饮料瓶中，放的位置也很高，孩子玩耍之后喊口渴，家里的老人直接取下了高处的饮料瓶递给了孩子，咕咚一大口，孩子的人生，从这一刻起不可逆地被扭曲了。

这一类疾病病因清楚，预防措施明确，可怎么就是防不住呢？ 通过社会力量，人类甚至可以彻底灭绝天花这种杀人无数的恶性传染病，但包括小儿食管化学灼伤在内的意外伤害，在中国却仍屡屡出现，很显然这不是单独医学界可以解决的问题。 每一起儿童意外伤害的背后，都至少有一个"难逃其咎"的家长或家庭。

只要家长注意就可以避免的悲剧，似乎还是会因某些家长的不注意而导致悲剧的必然发生。 看起来，似乎小儿食管化学灼伤这种悲剧仍会继续上演，医生关于治疗方式、手术时机、手术适应证选择等的讨论也仍将继续。

但我真心希望，这种悲剧不再发生。

医生爸爸的**365**夜。

January

February

March

April

May

June

July

August

September

October

November

December

当心头外伤

养儿育女，如履薄冰，如临深渊。 但即使新手父母夙夜匪懈，一时的疏忽耽误，仍可能令亲长稚子一世都痛彻心腑。 身为医者，只希望这种憾事尽可能低少直至绝迹于人间。

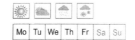

当心头外伤

随着社会经济发展和医学科学的进步，既往严重危害儿童健康的感染性疾病逐渐被控制，而儿童意外损伤已成为导致我国 0 ~ 14 岁儿童死亡的首要原因，在 0 ~ 3 岁这一年龄组所占的比例竟高达 47.89%，头外伤的发生在各年龄组各种损伤类型中排第一位，婴幼儿则多为意外跌落所致。

对于医生来说，小儿头外伤的处理是挺让人头痛的问题。一方面是由于小儿头部受伤之后病情多变、进展迅速，另一方面则是因孩子头外伤而来医院求治的家长，由于救子心切、紧张焦虑，往往在和医生的交流中存在极大障碍。

所以，我给家长的第一条建议便是——不要慌。

孩子既然已经摔了，目前最要紧的是如何妥善处理，其余的话可以回头再说。 医生通常会问这样几个问题：从多高的地方摔下来的？哪个部位着地的？ 伤后孩子有什么异常表现？

通常而言，小儿头部受伤以后，较常见的症状包括呕吐、意识障碍、抽搐（癫痫发作）、肢体运动障碍、局部血肿等。 问这些问题时，医生已经同时开始对患儿进行检查了，包括意识状态、四肢的运动协调情况、各种神经反射等，这之后医生将决定开具何种检查。

经过详细的询问病史、系统的查体，结合必要的辅助检查，门诊医生将作出判断：是回家观察还是住院治疗。 如果是特别严重的情况，可能会不等检查结果出来便先开入院单，由住院部的医生做进一步的后续处理。

对于轻度颅脑损伤（比如脑震荡）一般不需要特殊治疗，静卧 1～2 天症状多能缓解，这部分患儿医生通常会建议回家观察；更严重的情况，比如脑挫裂伤、颅内出血、外伤性脑梗死等情况，就必须要住院治疗了，必要时还可能需要手术。

需要说明的是，像呕吐、抽搐（癫痫发作）这些表现，往往不容易被家长忽视，通常能及时就诊，但像肢体运动障

137

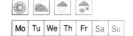

碍这种，却经常被延误治疗，很多家长误以为摔痛了胳膊腿，歇歇就好了呢，有的家长直接抱孩子去看骨科医生。

这种情况，最常见于外伤性脑梗死。很多人一看到脑梗死三个字，首先想到的可能是老年人脑梗死导致的半身不遂，其实半身不遂的情况不只见于老年人，只不过和老年人明显不同的是，小儿因为外伤性脑梗死而导致的半身不遂只要治疗及时，多半都可完全恢复，不留任何后遗症。这是因为小儿脑组织对损伤有较强的修复能力，这与小儿脑组织正处于生长发育阶段，易重建及可塑性、代偿能力较强有关，且未发育成熟的脑组织对损伤反应与成人完全不同。但及早诊断、及时治疗是影响预后的关键因素，万万耽搁不得。当孩子头部摔伤之后，如果出现面部表情不对称，一侧肢体运动协调能力下降，家长应该想到外伤性脑梗死的可能性，尽早就诊。

另外，有些家长往往会根据坠落的高度自行判断伤情，其实，这是非常不妥的。以我个人的经验而言，我遇到过从 5 楼坠落而经过一番检查无大碍的，也遇到过从床上滚落，父母没等把孩子送到医院在出租车内就呼吸心跳停止的……

以前面提到的外伤性脑梗死为例，相当多的孩子坠落的高度并不高，从自家床上掉下去的，从椅子上摔下去的，家长没抱住掉地上的，都可能导致伤后的偏瘫。

那么是不是哪种情况的头部摔伤都需要去医院看看呢？非也。虽然去医院似乎是最保险的做法，但来来回回的折腾，其实也是不小的代价。因此，我建议如下情况可以暂时在家观察，也即受伤后患儿经过短暂的哭闹后（如果摔的都不会哭了，那还是抓紧去医院瞧瞧吧），并无其他任何异常，能吃能玩，不打蔫也不抽搐，四肢活动及协调能力无任何异常，头皮表面无破损也无肿胀，这样继续在家观察几天没什么事，也就不用再担心了；如果不是这种情况，最好不要抱侥幸心理，因为一旦判断失误，可能就会误了孩子的终身。就像前面提到的外伤性脑梗死患儿，治疗及时可完全恢复，否则，就可能遗留偏瘫之类的后遗症，这对一个小孩子来说，未免太过残忍了。如果这样的悲剧是由家长的一时疏忽造成的，岂不是要抱憾终身？

还有头皮血肿，如当地无小儿神经外科专业或其他种种原因导致无法及时就诊，家长可立即用冷敷的办法处理。我通常建议家长用袋装的牛奶在冰箱冻成一个符合患儿脑袋形状的冰坨，然后隔一层薄毛巾，冷敷血肿处。这在受伤后 24 ～ 48 小时之内对血肿的吸收是极有帮助的，但千万不

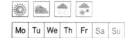

要揉搓，否则只会加重血肿的程度。

由于头皮的血运较为丰富，如果出现头皮裂伤，可能出血较多，尤其是小儿的全身血容量本身就少，因而可能导致贫血，严重者甚至会出现休克。家长遇到这种情况，不要往伤口上撒任何药粉，这对止血帮助不大不说，到了医院之后还会给医生的清创缝合带来麻烦。记得首先要就近找毛巾一类的敷料压迫止血，迅速送往医院，途中注意一直保持加压。

说一千道一万，像头外伤这种情况，最好还是不要出现，将各种危险因素扼杀在摇篮里。比如，不要把家里的床放在贴近窗户的位置，除非窗户上有护栏。我之所以不太喜欢回答家长关于病因方面的问题，除了重复问题太多反复回答浪费时间外，另外的原因就是，其实多数疾病的病因，只有学术意义，而无预防方面的价值，也就是说家长即使知道这些，对治疗及预防也帮助不大或者说毫无帮助。但像头外伤这种，有确切病因及确切预防措施的，当家长的有什么理由不去认真预防呢？

某次，一个孩子因摔伤头部后呕吐，父母急急忙忙开车往医院赶，其实孩子本来伤得不重，除了呕吐当时并没有别的症状，结果途中开车着急，一个急刹车，孩子的前额再次重重地撞在了风挡玻璃上，孩子当即出现抽搐……还有一次在病房值夜班，一个住院患儿的家长忽然来找："大夫快来，我们的孩子从床上掉地上了。"我一边往患儿所在的病房跑，一边问家长："你家孩子是因为什么病住院的啊？"家长回答："头外伤。"孩子已经摔到医院了，家长怎么还不长记性，哎……

就在我整理这篇文章的当天，交接班的时候获悉前夜收住院了一个头外伤患儿，积极抢救也未能挽回这个稚嫩的生命。一个只有3岁的孩子，将电视机拽下重重地砸在脑袋上，入院时患儿已口鼻流血、气若游丝，在抢救过程中患儿便出现呼吸衰竭，无力回天。这样的悲剧对每一个家庭来说都是难以承受的。

我曾自认上文2千余字已经道尽小儿头外伤的注意事项，如今才发现还忘了写有些孩子会搬动重物砸到自己，一查新闻，这样的意外仅在近期就屡屡见诸报端——《芝加哥3个月发生4起幼童被电视机砸死事件》，国内也有《11岁女孩遭电视"压顶"险丧命》。养儿育女，如履薄冰，如临深渊。但即使新手父母夙夜匪懈，一时的疏忽耽误，仍可能令亲长稚子一世都痛彻心腑。身为医者，只希望这种憾事尽可能低少直至绝迹于人间。

医生爸爸的365夜。

January

Su Mo Tu We Th Fr Sa

February

Su Mo Tu We Th Fr Sa

March

Su Mo Tu We Th Fr Sa

April

Su Mo Tu We Th Fr Sa

May

Su Mo Tu We Th Fr Sa

June

Su Mo Tu We Th Fr Sa

July

Su Mo Tu We Th Fr Sa

August

Su Mo Tu We Th Fr Sa

September

Su Mo Tu We Th Fr Sa

October

Su Mo Tu We Th Fr Sa

November

Su Mo Tu We Th Fr Sa

December

Su Mo Tu We Th Fr Sa

是什么让一个患儿家长追悔莫及

原来是孩子 3 岁那年被开水烫了，开水壶嘴直接顶进孩子的领口，孩子当时穿的是毛衣……结果家长情急之下抱着孩子就去医院了，到医院之后，当着医生的面脱衣服，里面的衣服直接把粘在一起的水疱皮整个揭下来了。

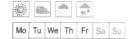
是什么让一个患儿家长追悔莫及

今天急诊班收了一个 6 岁的腹痛患儿，肚子已经疼两天了，在当地对症治疗了一天，灌了一次肠，腹痛不见好转，来到门诊的时候，已近中午了，门诊是一位老医生，凭经验觉得肯定有外科问题，什么辅助检查也没做，直接收入院了。

我接诊后，把其自带的超声看了一下，超声没报什么问题，但查体发现患儿右侧腹部都有压痛，嘱家长别给孩子吃喝了，不除外手术的可能。等相关检查回报之后，结果是肠套叠。充气复位吧，没啥说的。但是已经两天了，充不开怎么办？开刀手术？

这本来是通常的思路，但对这个孩子，我有一些别的担心，因为刚才查体的时候，我发现其胸壁和腹壁均有瘢痕，类似瘢痕疙瘩那种，家长说，是小时候烫的，我说烫伤之后的瘢痕也不应该是这样，这孩子是瘢痕体质吗？

这时候我就在想，如果最后不得不开刀，这刀口的位置不是还得有一道特别难看的瘢痕疙瘩啊？ 继续追问家长，才知道这其中有蹊跷：原来是孩子3岁那年被开水烫了，开水壶嘴直接顶进孩子的领口，孩子当时穿的是毛衣……结果家长情急之下抱着孩子就去医院了，到医院之后，当着医生的面脱衣服，里面的衣服直接把粘在一起的水疱皮整个揭下来了。

我听到这里不禁打了一个寒颤，这得多痛啊？ 家长说："我觉得医生有责任，我脱孩子衣服的时候，他也没阻止我，如果用剪子剪开，情况就不会那么糟了，后悔死我了。"

说话间已到了X线室，在给孩子摆体位的时候。

我说："孩子这个瘢痕我可不可以拍一下用来教育别的家长？"

家长说："好啊，就算我们积德了，可别让别的孩子再遭这种罪，孩子现在大了，都不敢当着外人脱上衣。"

充气过程不算顺利，开始发现"杯口"已几乎到了横结

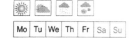

肠的位置，加压充气，"杯口"开始移动，直至右下腹回盲部不动了，这等于是小肠钻进大肠绕了肚子半圈，再晚来一天可就不一定啥结果了，心想着可一定充开啊……还好孩子幸运，到底是充开了，小肠内见到气体影，我隔着玻璃对着家长摆了个 V 字的手势。

如果不再复套的话，孩子过几天平稳了就可以出院了（有的住院期间就又套上了），但他之前因为烫伤留下的难看瘢痕却永远也去不掉了。 现在，我们回过头来说说这个烫伤的问题。

小儿好奇心强、活动频繁，自控能力及运动的协调能力不完整，家长或护理人员一旦疏忽，就很容易被开水、热粥、热牛奶、热菜汤烫伤，农村有时会被火焰或电烧伤，尤其学龄前儿童多见，上海瑞金医院近 30 年间共收治烧伤患者 8204 例，其中 12 岁以下小儿烧伤达 43.8%。

这个孩子就是这种情况，他踮脚去够水壶，结果水壶倒了壶嘴不偏不倚正对准了孩子的领口，开水瞬间灌了进去。据家长说，毛衣外面是干的。 此时家长如果不是着急抱着孩子去医院，情况可能就不会像后来那么糟，当然，这是事后诸葛亮。 一则家长可能原本也不知道正确的处置是什么，二则就算凭常识也许知道怎么办，孩子的哭喊也把家长吓蒙了……

那么正确的处置应该怎么办呢？ 第一，迅速脱离热源，发现这种烫伤之后应立刻把孩子被开水浸过的衣服脱去（考虑到衣服外面都没湿，开水灌进去的量可能没有太大）；第二，用冷水冲洗受伤部位（这时候可别用酱油、黄酱之类的东西涂抹）之后，用食物保鲜膜或清洁纱布保护好；第三，急送医院进一步救治。

如果当时这个孩子的家长处置正确的话，孩子的身体就不会有那么长的时间一直在接触热源，整个送医院的过程，最保守了估计，大概也得超过半小时，而且外面还裹着毛衣，热量散出去也会很慢，这等于是烫完之后又捂住，小伤也变大伤了。

I度烧伤的话，常在 7 天之后即脱屑痊愈，不留瘢痕，有时会有色素沉着，但绝大多数可于短期内恢复至正常肤色（要用酱油涂抹过可就难说了），可惜这个孩子已经没机会达到这种理想恢复了。 其实，他原本也不是瘢痕体质，因为家长给我看了他别的部位的小伤口，愈合正常。

当然，更理想的状态是干脆不发生这种意外。 严格说来，任何小儿的意外伤害家长都是有责任的。 我曾在门诊

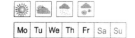

遇到过一例骨折的患儿，同一部位，两次骨折，还是从同一个凳子上摔下去的，我接诊的时候是第二次，刚从我院骨科出院 2 个月。

像烧烫伤这种，我家人里就出现过两次，一次是我叔叔小时候去生产队玩，当时是大锅做饭，他站在灶台玩耍，结果一下掉了进去，双腿严重烫伤……还有一次是我弟弟小时候，玩蜡烛，那时候的农村停电还是常事，我家当时在做收蘑菇的小生意，大人都在摘蘑菇，弟弟玩蜡烛大概是玩嗨了，结果烧到了头发，他哇哇大叫就开始跑，本来火只烧到了最下面的头发，他这一跑，火苗一下蹿上去了。我记得当时是我妈最先发现，一把拽住了他，用毛巾把火摁灭了，还好只是燎掉了部分头发，头皮没伤着。对于这种情况，务必制止孩子的奔跑，以免助燃。

你为什么不给孩子买儿童安全座椅

不安装儿童安全座椅有各种各样的理由，比如当真不懂或
者嫌麻烦嫌贵，或者自负驾驶技术娴熟存有侥幸心理……
但是可别忘了，孩子的生命只有一次，你赌不起也输
不起。

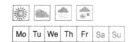

你为什么不给孩子买儿童安全座椅

在我接触到的小儿外伤的患者中，有一部分是由于交通事故，孩子在车内直接撞了风挡玻璃或前排的座椅背，脑袋首当其冲，自然免不了要有头皮血肿或颅骨骨折一类的。

一线城市儿童安全座椅使用率仅 5%

直到爱人燕子决定学开车，以后方便送女儿憨憨上学，我才仔细考虑儿童乘车的安全问题。

我一度也没有把这太当回事，只是觉得小孩子在车上，坐前排容易撞玻璃，坐后排容易撞座椅背，如果坐副驾驶系上安全带，那汽车一个急停或撞击还可能被安全带勒着脖子呢，这岂不是怎么都不安全？ 那为了安全起见，小孩儿干脆不要坐车好了……

现在想来，自己不开车没有仔细考虑这个问题，作为儿外科医生没能给孩子的家属以明确的指导，多少也算失职。

后来，我在网上简单搜索过，解决之道竟如此简单，安装儿童安全座椅就可以大大降低小儿受伤的风险了。

儿童安全座椅固定在汽车座位之上，有束缚装置，可在撞击发生时保障其安全。

想到此前我从未向患儿家长交代过要安装儿童座椅的问题，心中不免有些愧疚，同时也顿生疑惑，为什么这么多家长都不知道儿童安全座椅为何物呢？

一查数据，我傻眼了。

根据最新发布的《中国汽车安全发展报告》，中国一线城市儿童安全座椅的使用率仅为 5%，国产安全座椅 95% 出口海外。出于职业敏感，我知道这样的数据背后，一定还有更多可怕的事实，我所经历和见识的那些因车祸导致的小儿外伤，可能仅仅是冰山一角。

安全带和父母的怀抱都很危险

大概是很多家长误以为把孩子抱在怀里更安全，殊不

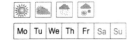

知，当车辆发生碰撞时瞬间产生的巨大冲击力家长根本反应不过来，即使能够反应过来，问题在于您真能有那把子力气抱得住孩子吗？ 以一个 3 周岁 12 公斤的孩子为例，车辆碰撞时，家长若想将孩子控制住，需要 150 公斤的力，这有谁能做得到哇？

根据一份京、津、沪三地儿童安全座椅使用率调查，天津地区，坐在家长怀里的孩子竟达 30%。

在一个模拟实验当中，当车以时速 56 公里发生碰撞时，孩子会从家长怀抱中弹出，迅速撞击到风挡玻璃，而家长则由于有安全带的束缚安然无恙。

让孩子独自坐在副驾驶或坐在后排也不安全，副驾驶的安全带是按成人标准来设计的，适合体重 36 公斤，身高 140cm 以上的成人使用，儿童的身材比较小，成人安全带有可能会卡在小孩的脖子上。

计算表明，以时速 48 公里发生碰撞，成人安全带作用于儿童颈部的最大冲击力为 216 公斤，如此大的冲击力，很可能折断孩子的颈部，此外，安全气囊弹出后，也极可能造成儿童的窒息……

为什么一定要等到强制使用呢

2012 年，我国有 18 500 名 14 岁以下儿童死于交通事故，已成为我国儿童的第二大意外死因，第一位是溺水，与同年美国和欧洲的数据相比，中国汽车事故中儿童死亡率为美国的 2.5 倍，欧洲的 2.6 倍。

如果考虑到中国目前的汽车千人保有量不足美国 1/8，再加上中国汽车年增长率超过 20%，那么当中国的千人汽车保有量跟美国追平时，如果儿童安全座椅仍保持现在这个低使用率，死于交通事故的儿童大概就得翻几番了。

我们不应该让这样的情况出现，必须要让有私家车的家庭意识到儿童安全座椅的重要性，可如果科普宣讲起不到作用怎么办呢？

参考发达国家的经验，其实就是四个字："强制使用"。

目前，全球已经有超过 50 个国家和地区颁布并实施了强制使用儿童安全座椅的相关法规，以美国为例，1978 年，美国第一部有关儿童安全座椅的法律在田纳西州诞

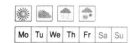

生，至 1985 年，美国所有州都制定了强制使用儿童安全座椅的法规……

中国国内，上海的儿童安全座椅使用率最高，达到 38%，这也不是因为上海司机就比国内其他城市的司机觉悟更高，而是上海市已通过关于修改《上海市未成年人保护条例》的决定，自 2014 年 3 月 1 日起，未满 12 周岁的孩子不能被安排坐在副驾驶座位，未满 4 周岁的孩子乘坐私家车，应该配备并正确使用儿童安全座椅。也就是说上海市儿童安全座椅的相对广泛使用是由于法规的实施。

不安装儿童安全座椅有各种各样的理由，比如当真不懂或者嫌麻烦嫌贵，或者自负驾驶技术娴熟存有侥幸心理……

但是可别忘了，孩子的生命只有一次，你赌不起也输不起，我国虽然已发布了《机动车儿童乘员用约束系统》的国家标准，但距离全面强制执行尚有时日，读到这篇文章的朋友们，我们干嘛非要等到国家强制安装时再有所行动呢？别拖了，明天就为自己的爱车装上儿童安全座椅吧。

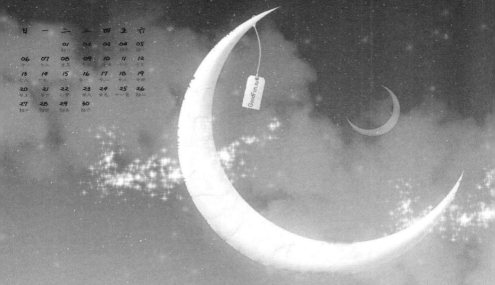

关于脑瘫

请理解那些义无反顾的坚持，请理解那些不计代价的救治，在与死神的斗争中，没有任何人能置身事外，你我其实都在战斗序列之内，我们迟早都将与死神对垒，到时候，勇毅与责任，是否会缺席？ 当然，人类不可能获得终极的胜利，死神永远在幽冥深处等待，但当死神出其不意地贸然攻击时，我们可以轻蔑地告诉它：not today!

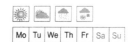

关于脑瘫

前一阵子，某媒体报道一处私人孤儿收容机构失火的事件时，写道被烧死的孤儿有一名为脑残患儿，此言一出即在微博上遭到部分专业人士的批评，要求该媒体道歉……该记者错在哪了呢？ 大家都应该知道，在网络时代，"脑残"一词属于侮辱性词汇，专门是用来骂人的，大意是指对方弱智缺心眼儿之类，报道那样一个悲剧，枉死的患儿本来已经够惨的，再被记者用上这么一个侮辱性的词汇，显然不妥。其实只要他在写报道之前请教一下专业人士，就会有人告诉他怎么回事，这个错误并没有那么难以避免，他想说的应该是"脑瘫"。

"脑瘫"是"脑性瘫痪"的简称，是指从出生前到出生之后脑发育早期，由多种原因引起的非进行性的脑损害及发育缺陷所致的中枢性运动障碍及姿势异常，可伴有智力低下、癫痫、感知觉障碍、语言及精神行为异常等，是主要的儿童肢体致残性疾病之一。 被遗弃的孤儿当中，有相当一部分存在这样或那样的疾病，像报道中被火烧死的患儿，其当年被遗弃的原因，很可能就与"脑瘫"这一疾病有关。

在很多人的观念中，医学的发展进步乃是要治疗甚至消灭疾病，可"脑瘫"这一疾病的发病率却随着医学的发展，尤其是围生医学水平的进步而提高，这是为何？

因为随着医学的发展，围产期保健和新生儿危重病房的建立，危重新生儿和早产儿存活率增高，简单地说也即在过去好多也许会成为"脑瘫"的患儿根本就不会被活着生出来，或者即使生出来也无法存活，正是因为此，才使得"脑瘫"成为我国继脊髓灰质炎之后小儿的主要致残原因，正是此消彼长的结果。

由于现阶段国内外尚无治愈"脑瘫"的特效办法，因此现在的研究及治疗主要集中于早期发现、早期干预。非常遗憾的是，很多"脑瘫"患儿在确诊时，已非早期，错过了最佳干预时机，因为"脑瘫"的治疗乃是一个系统长期的过程，对大多数患儿家庭来说是一个沉重的经济负担。

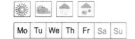

　　本文开头提到的那个记者将"脑瘫"误写作"脑残"，其实从一个侧面反映了大多数人对这个疾病缺乏起码的认识，相比于 2‰ 的发病率，大多数人似乎确实没有必要了解这个疾病，不过考虑到我国庞大的人口基数，每年出生的"脑瘫"患儿仍是一个不小的数字，如果所有的人，尤其是所有的即将为人父母的人都认为自己的宝贝与那 2‰ 无关，有些悲剧恐怕就难以避免，文献中的数据很能说明一些问题：

　　据一份包含大宗病例的文献，在确诊的"脑瘫"患儿中，有 69% 的家长认为孩子在 6 个月前出现不明原因的哭闹、易惊、睡眠差、吃奶差、过分安静等现象，简单地认为孩子小、身体弱、消化不好、感冒了、缺钙……发现自体打挺、站立呈柱状、取物时全身用力等现象，认为孩子身体强壮；41% 的家长发现孩子竖头、翻身、坐、立、走等运动发育落后于其他正常同龄孩子时，往往简单地认为孩子先天不足、身体比较差，所以才比同龄的孩子发育得慢一点儿，孩子随着自然生长会慢慢恢复，采取消极观望等待的态度，直至情况一直没有发生改观，甚至到 3 岁还不能正常说话、走路才着急抱着孩子去医院，此时早已贻误了最佳就诊时机。

　　除了家长一方的因素以外，部分医务人员对"脑瘫"这

158

一疾病也存在一定的认识误区，比如对于存在高危因素的患儿，如早产、产程长、低体重、宫内乏氧、吸入性肺炎、新生儿窒息未建立高危档案，未定期到"脑瘫"康复医院随诊，新生儿医务人员只注重原发病的治疗，只单纯提高高危患儿的生存率，忽视了患儿罹患"脑瘫"的可能。

　　除了上述容易导致诊断延误的误区之外，就是在那些已经确诊了"脑瘫"患儿的家长中，也存在一些问题，有近 90% 的家长在最初不能接受患儿罹患"脑瘫"这一现实，这好比当癌症患者被确诊后，其心理变化会大致经历四个时期，即否认期、愤怒和协议期、抑郁期、接受期。不少"脑瘫"患儿的家长也有类似的心理变化，最初的反应也是想拼命否认，企图逃避现实，总是希望这个坏消息是假的，万一呢？ 万一不是这么回事呢？ 结果病急乱投医，浪费了不少钱财不说，还有可能给孩子带来更多不必要的伤害。

　　对于已经确诊的患儿家长来说，首先需要明白的是，"脑瘫"这个病既不像部分肺炎那种可以彻底治愈（有些重症肺炎也是可以致命的），也绝不是毫无治疗价值只能坐以待毙的绝症，其治疗目的在于：促进各系统功能的恢复和发育，纠正异常姿势，减轻其伤残程度。 具体治疗

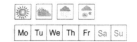
包括躯体训练、技能训练、语言训练、矫形器的应用、手术及药物……

那些即将为人父母或初为人父母的家长，我建议你应该了解起码的小儿生长发育规律，比如说 4 个月可很稳地抬头，6 个月能双手向前撑住独坐，8 个月能坐稳，8 ~ 9 个月可用双上肢向前爬，11 个月时可独自站立片刻，15 个月可独自走稳，24 个月可双足并跳，30 个月时会独脚跳……有关这方面的知识，好多育儿类的书籍都有涉及，且不赘述，问题的关键在于，细致观察孩子的成长细节，可不只是为了发现诸如"脑瘫"这一类棘手的疾病，这也是重温我们自己成长的过程，收获的乐趣是绝对大于付出的辛苦，尤其对于有些存在高危因素（比如早产、产程长、低体重、宫内乏氧、吸入性肺炎、新生儿窒息）的孩子，这个观察就更有必要了，更规范的做法是为这类患儿建立档案，定期体检，及早发现、早期干预治疗，减少致残率。

后记

为什么明知道有可能出现脑瘫的后果，医生也不可以放弃？有些被救活了的人却要在极低的生存质量下煎熬余生，这值得吗？在实际情况中，因各种原因要求医生放弃抢救的亦不在少数，理由千万条，核心其实只是两个字——代价。

值吗？

对于具体的人或家庭来说，他们用不同的选择作出了回答，但如果将人类视为一个整体，那么我可以非常肯定地告诉诸位，值！

因为，这样做受益的是整个人群。

生老病死，旦夕祸福，本来是殊难预料，一旦遭遇，结局只能靠天，千百年来，人们似乎已经习惯得近乎麻木，但医学的出现在一定程度上改写了这些，面对死神的镰刀，人类居然可以稍作抵抗。有时候，死神悻悻然远去了，有时候，在临走之前还是不甘心地让人留下若干伤残，医学就在这样一场屡败屡战的拉锯中，逐渐成长，在人与死神之间，铸就了一个堤岸，一个由无数伤残病痛叠加而成的缓冲带，这个缓冲带在不断拓宽，我们在缓冲带以内，亦愈发安全。

直到有一天，我们也极不情愿又无可避免地滑向死亡，也许由于医学之力，我们又被推回了安全岛，也许医学输掉

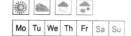

了，我们被死神的镰刀收割……还有一种情况，我们也变成了缓冲带的一部分——如果是在刚出生就遭遇难产、重度窒息，我们可能将是脑瘫；如果在成年遭遇重大事故（比如全身大面积烧伤），我们可能将是残障；如果是在老年遭遇颅内大量出血，我们可能将是"植物人"。

谢天谢地，我的读者朋友目前还安全，但是不要忘了，我们今天的安全，是建立在医学进步的基础之上的，如果不是围生医学的进步，我们当中可能有很多人即使被生下来也根本活不过满月。

但医学进步的背后，从来都是巨大的代价，这代价却不仅包括死亡。

实践中的医学只有不断地经过无数艰难的淬炼，才能在应对普通疾病时更加得心应手。同样有两艘船，其中的一艘船经历过很多惊涛骇浪，暗礁险滩，另一艘船却只经历过风和日丽，波澜不惊，而当我们要去面对一次未知的航程时，请问你会选哪一艘船呢？

所以，请理解那些义无反顾的坚持，请理解那些不计代价的救治，在与死神的斗争中，没有任何人能置身事外，你我其实都在战斗序列之内，我们迟早都将与死

神对垒，到时候，勇毅与责任，是否会缺席？ 当然，人类不可能获得终极的胜利，死神永远在幽冥深处等待，但当死神出其不意地贸然攻击时，我们可以轻蔑地告诉它：not today!

医生爸爸的**365**夜。

January

Su	Mo	Tu	We	Th	Fr	Sa
31					1	2
3	4	5	6	7	8	9
10	11	12	13	14	15	16
17	18	19	20	21	22	23
24	25	26	27	28	29	30

February

Su	Mo	Tu	We	Th	Fr	Sa
	1	2	3	4	5	6
7	8	9	10	11	12	13
14	15	16	17	18	19	20
21	22	23	24	25	26	27
28	29					

March

Su	Mo	Tu	We	Th	Fr	Sa
	1	2	3	4	5	6
7	8	9	10	11	12	13
14	15	16	17	18	19	20
21	22	23	24	25	26	27
28	29	30	31			

April

Su	Mo	Tu	We	Th	Fr	Sa
				1	2	3
4	5	6	7	8	9	10
11	12	13	14	15	16	17
18	19	20	21	22	23	24
25	26	27	28	29	30	

May

Su	Mo	Tu	We	Th	Fr	Sa
						1
2	3	4	5	6	7	8
9	10	11	12	13	14	15
16	17	18	19	20	21	22
23	24	25	26	27	28	29
30	31					

June

Su	Mo	Tu	We	Th	Fr	Sa
		1	2	3	4	5
6	7	8	9	10	11	12
13	14	15	16	17	18	19
20	21	22	23	24	25	26
27	28	29	30			

July

Su	Mo	Tu	We	Th	Fr	Sa
31				1	2	3
4	5	6	7	8	9	10
11	12	13	14	15	16	17
18	19	20	21	22	23	24
25	26	27	28	29	30	31

August

Su	Mo	Tu	We	Th	Fr	Sa
1	2	3	4	5	6	7
8	9	10	11	12	13	14
15	16	17	18	19	20	21
22	23	24	25	26	27	28
29	30	31				

September

Su	Mo	Tu	We	Th	Fr	Sa
			1	2	3	4
5	6	7	8	9	10	11
12	13	14	15	16	17	18
19	20	21	22	23	24	25
26	27	28	29	30		

October

Su	Mo	Tu	We	Th	Fr	Sa
30	31					1
2	3	4	5	6	7	8
9	10	11	12	13	14	15
16	17	18	19	20	21	22
23	24	25	26	27	28	29

November

Su	Mo	Tu	We	Th	Fr	Sa
		1	2	3	4	5
6	7	8	9	10	11	12
13	14	15	16	17	18	19
20	21	22	23	24	25	26
27	28	29	30			

December

Su	Mo	Tu	We	Th	Fr	Sa
				1	2	3
4	5	6	7	8	9	10
11	12	13	14	15	16	17
18	19	20	21	22	23	24
25	26	27	28	29	30	31

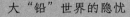

大"铅"世界的隐忧

近些年关于儿童血铅超标及铅中毒的事件不时见诸报端，每一次都会引起短时间的舆论关注，这等事情为什么会发生？ 铅对儿童的戕害到底有多大？ 为减少这些铅祸，我们都做过哪些努力？ 这些努力奏效了么？ 这些问题，其实说来话长。

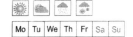

大"铅"世界的隐忧

　　近些年关于儿童血铅超标及铅中毒的事件不时见诸报端，每一次都会引起短时间的舆论关注，这等事情为什么会发生？　铅对儿童的戕害到底有多大？　为减少这些铅祸，我们都做过哪些努力？　这些努力奏效了么？　这些问题，其实说来话长。

　　首先需要说明的是，铅是我们人类文明的一部分，人类开采铅矿的历史已经超过 6000 年，铅的发现和使用曾大大改变了人类的生活状态，水管、器皿、棺材、油漆、罐头的密封、葡萄酒的保存、女人的化妆品……历史上很多药物也含铅，铅甚至一度在几百年间成为比金银更为重要的金属，也就是说，铅之于人类首先是有用的，而非仅仅是令人谈之色变的毒物。　但由于铅的广泛使用，人类也在长期懵懂无知的状态下深受其害，代价惨重，近代研究表明，有些历史上兴盛一时的王朝由盛而衰也与铅的使用有莫大关系。

遗憾的是，虽然今天我们对铅中毒已经有了较为深入详尽的认识，但持续地使用铅却又造成了新的接触机会，因此时至今日各种铅中毒事件仍未从身边完全消失。铅对我们的戕害，甚至始自人之初……

铅中毒与女性妊娠

在妊娠期间，即使暴露于低铅水平，其对胎儿也会产生严重的有害作用，包括发育迟缓、低出生体重和流产。同时，高血铅水平的孕妇可通过胎盘将铅转移给胎儿。因此，母源性铅污染也被认为是小儿铅中毒的重要因素之一。2007 年有研究者报道了这样一个病例：一名 22 岁的非洲裔美国少妇，出现了持续的腹部疼痛、膝关节疼痛、神经系统症状（头痛、手指麻刺感、心情十分烦躁）、高血压、慢性肾脏疾病、贫血及牙龈上下有蓝灰色线。

这些症状一下涉及了消化系统、运动系统、神经系统、泌尿系统、造血系统、循环系统，乍看起来，一头雾水，莫说普通人，就是很多年轻医生初次遇到这样的情况也很可能不知道该挂哪一科的号，是什么原因导致了该女子的复杂情

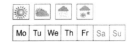

形呢？

　　追问病史，她近期刚刚由于绒毛膜羊膜炎导致了 8 个月的妊娠意外终止，其牙龈上下有蓝灰色线——这是铅中毒患者特有的"铅线"，只有在铅中毒患者身上才可能出现，进一步检查其血铅，果不其然，铅中毒正是罪魁。

　　奇怪的是她最后一次接触铅也已在 7 年前了，当时还因铅中毒而住院治疗。铅中毒的源头被认为是其之前一直居住的公寓，在 15 岁接受住院治疗后，她和家人已迁居到一个由城市卫生署所建立的无铅污染的新公寓，虽然该家庭中其他成员没有经过正式检测，但他们都否认有任何铅中毒症状。该患者同样否认在家中或工作场所中有任何新的铅接触。为什么铅中毒可以在 7 年之后再次袭扰病人呢？

　　原来人体内吸收的铅有 90% ～ 95% 贮存于骨骼，这部分叫做贮存铅（正磷酸铅），没有生物活性。但在某些特殊情况下，贮存铅可以转运到血液和软组织中变身为具有活性的可转运性铅（磷酸氢铅），当可转运铅超过一定的指标时，铅中毒便不可避免。本例中没有证据表明有新的或增加的铅接触，在此情况下，患者体内铅水平增加最有可能的原因就是由于其妊娠期间体内矿化组织的动员和再分配而引起的。

这个病例使我们见识了铅中毒在多器官水平上对健康造成长期影响的严重程度。 大"铅"世界，女人好难……不过，且慢，事实上男人更难，由于社会分工的不同，男性受到铅中毒威胁的比例显然更大。

铅中毒与男性生殖健康

20 世纪 70 年代以来，很多学者观察到，男工大量接触铅会导致不育，配偶流产、胎死腹中或生下先天畸形的后代。 一项对 150 名蓄电池厂男工的调查显示，铅中毒与中度铅吸收者生育能力下降，表现为精子过少、无力和畸形比率增高，轻度或生理性铅吸收（非铅作业车间员工）对工人生育能力无明显影响。 研究者认为铅所引起的生育能力减退可能是铅对性腺直接作用的结果。

另外，酶活性和代谢的改变常常会使金属元素之间失去平衡，使铅中毒更加复杂化，比如对锌及锌相关辅酶的影响。

锌是体内各种必需微量元素中需求量最大的一种，作为体内百余种酶的辅助因子，与生殖系统代谢活动密切相关，尤其与生殖器官中的多种脱氢酶活性密切相关。

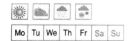

正常男子的精液中锌含量较高，是血浆中锌含量的 100 倍以上。 精浆中含有如此丰富的锌，一定有重要的生理意义。 研究认为，锌直接参与精子的生成、成熟、激活和获能过程，当男性体内锌含量较高时，生精能力也较为活跃，与之相反，近半数男性不育者被认为同缺锌有关。

当铅中毒时，血铅浓度增高，血清中几种含锌酶的活性则相应降低，精液铅浓度可达到较高水平，而精液锌浓度下降。 据推测可能是体内存在铅、锌的拮抗。

国内有学者等对 86 名铅接触男工人进行了精液质量检查，其一次射精量、精子总数、精子密度、精子活力和存活精子数均明显降低，精子畸形增高。 还有人给雄性大鼠用醋酸铅灌胃 9 周后，结果精子精目减少——看，因为铅，连大鼠都跟着倒了大霉了呢。

不过，大"铅"世界里，最让人心疼的还是那些铅中毒的孩子。

容易受伤的孩子

当成功受孕而又顺利分娩之后，成长过程中的儿童仍比成人更易受铅毒的危害。

之所以这样说，首先是因为在生活中儿童吸收的铅比成人更多。通常铅多积聚在距离地面1米左右的大气中，而这个高度正好是儿童的呼吸带，另外由于儿童对氧的需求量大，故单位体重的通气量远较成人为大；儿童有较多的手-口动作，且以单位体重计算，儿童食物摄入的量明显多于成人，因此其经消化道吸收的铅也比成人多。

再就是儿童对铅暴露的高度敏感。与成年人的职业病性铅中毒情况不同，儿童对体内铅的生理-病理反应有独特的表现。由于铅是嗜神经毒物，对儿童神经系统-心理-智力-行为发育损伤具有不可逆性。20世纪30年代，美国波士顿儿童医院的神经内科医生伦道夫·拜尔斯和心理医生伊丽莎白·罗德首先提出铅可能导致儿童行为障碍的说法；2001年4月，美国儿科学大会上，美国辛辛那提医学中心报告指出，小儿血液中铅的含量增加至100μg/L时其智商下降11.7个百分点。除此以外，铅中毒又可产生多系统、多器官损伤（如造血系统、心血管系统、肝、肾、骨骼），已成为日常生活中威胁儿童生长发育和健康的常见危险因素，家长不可麻痹大意。

儿童对铅污染的反应常见为：头痛、腹痛、情绪急躁、攻击行为、外科症状、认知能力下降、学习成绩下降、注意

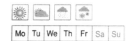

力分散、记忆力下降、持续哭闹、缺钙、缺铁、缺锌及贫血症状、体重不增。

由于儿童高血铅所呈现的"非特异性症状"，又常常导致其被误诊为其他常见病，并予相应的对症治疗，这种驴唇不对马嘴的治疗自然难以取得预期效果，治疗反应与常见病治疗反应也不一致。

铅中毒，没有人能完全置身事外

人类的活动导致了大气中铅含量的增加，在"铅灰色"的天空之下，我们每呼吸一口空气就会增加我们体内的铅负荷，生活在同一片天空下的你我，真的没有理由对铅中毒掉以轻心，且不说大型工厂排放到大气中的铅尘与汽车尾气中排出的大量含铅废气让我们无处躲藏，仅饮食和用药不当导致的铅中毒就时常见诸报道。

江苏省某县医院内科曾在 11 年内共收治非职业性铅中毒 524 例，追查其原因，罪魁祸首是当地饮用的米酒和热酒所用的铅锡壶。 米酒中的醋酸与铅化合成醋酸铅，为水溶性，易于胃肠道吸收，醋酸铅略有甜味，它的存在居然可以使米酒的口感更佳，殊不知一杯杯美酒下肚，相伴而来的还有"穿肠毒药"（慢性铅中毒可导致包括腹部绞痛在内的一系列症状，而重度急性铅中毒处理不及时可致人死亡，因此称这样的米酒为"穿肠毒药"也不算危言耸听）。 如果说这种无意中误服了含铅化合物尚属倒霉的话，那古代罗马人因为对醋酸铅的甜味上瘾而居然将其当作酒的调味剂使用，就属于找死了。

古罗马厨师用来调酒的甜味剂叫做萨帕，其制作方法是将废弃或变酸的葡萄酒在铅锅中煮沸制成糖浆，现在我们知道这种糖浆之所以有甜味是因为其中含有大量的醋酸铅，从这种糖浆中析出的晶体看起来、尝起来都像蔗糖，故被称作铅糖。 掺入萨帕的葡萄酒在古罗马极受欢迎，但据记载这种酒可能导致不育、流产、便秘、头痛和失眠，古罗马的妓女对萨帕情有独钟，因为服用此物可起到避孕作用（铅的生殖毒性），还能使她们的皮肤变白（对造血系统的毒性导致其贫血）。

铅的医疗用途也有悠久的历史，古代西医曾用含铅的药物治疗溃疡、皮肤感染止血和痢疾，也利用其镇静作用（其实是神经毒性作用）治疗癫症。 但如今，现代医学事实上已禁止了所有含铅药物的使用，但因相信另类医学而导致的小儿铅中毒事件却偶有发生，比如在 2000 年，美国华盛顿

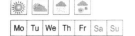
州沃拉沃市的一位医生就发现了一个只有 2 岁的儿童有严重的铅中毒症状，随后查明，这名儿童是因为服用了名为葛丽泰的民间药物，对这种药物进行分析之后发现，它几乎就是纯粹的氧化铅……

无独有偶，这样的不幸不止发生在大洋彼岸，对中国人来说，含铅类中药应用不当，也是生活中铅中毒的一个主要原因。 含铅类中药主要有铅丹、密陀僧、铅粉及铅霜、黑锡。

中南大学湘雅二医院曾于 2007 年报道一例 6 个月女婴重度铅中毒，是什么原因让一个只有 6 个月大的宝宝血铅含量严重超标呢？ 原来自宝宝出生起，妈妈一直用黄丹粉为她涂抹全身皮肤。 黄丹粉又名铅丹，主要成分是铅加工制成的四氧化三铅，民间（特别是衡阳、邵阳等地区）流行用它治疗小儿红臀、痱子等，目前在不少药店都能买到。 如果让小儿长期接触黄丹粉，后果就很严重了。

既然如此，我们该怎么办

对于重度或急性铅中毒，自然需要及时入院治疗，予以排除毒物驱铅及对症治疗。 职业性铅中毒当以预防为主，按相关标准改善生产条件、加强工人防护和医疗监督。

尤其该引起所有人重视的，是对我们祖国花朵的防护。有学者提出儿童期铅防治的关键是"零血铅战略"，即在理想状态下保持儿童血铅为零。

环境铅污染是造成儿童血铅水平升高的主要原因，而含铅汽油的广泛使用和铅在现代工业中的大量应用是导致 20 世纪环境铅污染的两个重要原因。 有研究估计，迄今为止全球已通过汽车的排气管将多达 1000 万吨的铅排放在环境中（汽油中添加四乙铅作为抗爆震添加剂）。 这样的事实和数据让我们觉得悲观又无奈，但还是有人在努力试图改变现状。

由于对含铅汽油有害作用的日益认识，美国在 20 世纪 70 年代就已开始限制汽油的含铅量。 在对 1976 ～ 1980 年进行的美国第二次全民健康和营养调查资料进行分析时，研究者发现，在这 5 年期间，随着汽油中铅用量的逐年下降，人群血铅水平也逐年下降。 2002 年，一份来自上海第二医科大学（现上海交大附属医学院）和上海儿科医学研究所的追踪调查表明，在上海地区推广使用无铅汽油近两年后，儿童血铅水平有显著下降，超过目前国际上公认的儿童铅中毒诊断标准的比例，从 37.8% 下降到 24.8%。 同时据上海市环

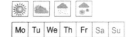
保局大气铅监测结果显示，上海市市区大气铅含量也有大幅度下降。这表明推广使用无铅汽油减轻了该地区的环境铅污染程度，从而降低了儿童铅暴露的水平。对我国 2007 ~ 2012 年公开发表的关于儿童血铅水平和（或）铅中毒率研究的论文分类整理分析后，也提示我国儿童血铅水平及铅中毒率有递减的趋势，但仍处于较高水平，距离"零血铅"的理想目标，我们仍有很远很远的路要走。

无论如何，有些我们力所能及的日常生活中的预防措施，还是应该尽量执行。

★ 经常洗手：一次洗手可以消除 90% ~ 95% 附着在手上的铅，特别是饭前洗手。值得一提的是，大部分文献均表明男孩血铅水平及铅中毒率高于女孩，这大概是和男孩卫生习惯相对较差有关，家有男孩儿，要格外注意咯。

★ 凡是小孩子可以放入口中的玩具均应定期擦洗除尘。

★ 定期家庭扫除，平日常开窗通风。

★ 少去街边玩耍，避免吸入汽车尾气。

★ 少吃含铅食品（如松花蛋，爆米花），多吃富含钙、

176

铁、锌的食品。

最后一点提示，如果您的孩子出现可疑铅中毒的症状，请及时就医检查血铅。

医生爸爸的365夜。

January
Su	Mo	Tu	We	Th	Fr	Sa
			1	2	3	
	4	5	6	7	8	9
10	11	12	13	14	15	16
17	18	19	20	21	22	23
24	25	26	27	28	29	30

February
Su	Mo	Tu	We	Th	Fr	Sa
	1	2	3	4	5	
	8	9	10	11	12	
	22	23	24	25	26	
	29					

March
Su	Mo	Tu	We	Th	Fr	Sa
		1	2	3	4	
	7	8	9	10	11	
20	21	22	23	24	25	
27	28	29	30	31		

April
Su	Mo	Tu	We	Th	Fr	Sa
					1	
	4	5	6	7	8	
10	11	12	13	14	15	16
17	18	19	20	21	22	

May
Su	Mo	Tu	We	Th	Fr	Sa
1	2	3	4	5	6	7
8	9	10	11	12	13	
15	16	17	18	19	20	
22	23	24	25	26	27	
29	30	31				

June
Su	Mo	Tu	We	Th	Fr	Sa
			1	2	3	
	13	14	15	16	17	
	20	21	22	23	24	
	27	28	29	30		

July
Su	Mo	Tu	We	Th	Fr	Sa
31					1	
	4	5	6	7	8	
	11	12	13	14	15	
	18	19	20	21	22	
24	25	26	27	28		

August
Su	Mo	Tu	We	Th	Fr	Sa
	1	2	3	4	5	
	15	16	17	18	19	
	22	23	24	25	26	
	29	30	31			

September
Su	Mo	Tu	We	Th	Fr	Sa
				1	2	
	5	6	7	8	9	
	19	20	21	22	23	
25	26	27	28	29	30	

October
Su	Mo	Tu	We	Th	Fr	Sa
30	31					
2	3	4	5	6	7	
16	17	18	19	20	21	
23	24	25	26	27	28	

November
Su	Mo	Tu	We	Th	Fr	Sa
		1	2	3	4	
	7	8	9	10	11	
	21	22	23	24	25	
27	28	29	30			

December
Su	Mo	Tu	We	Th	Fr	Sa
				1	2	
	5	6	7	8	9	
	19	20	21	22	23	
25	26	27	28	29	30	31

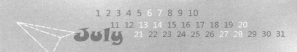

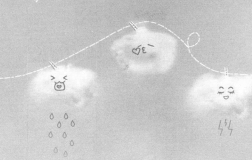

性早熟，找到元凶不容易

绝大多数女孩的性早熟在现今条件下找不到器质方面的原因（男孩则相反，80% 以上是器质性的），少部分由于卵巢肿瘤等因素导致的性早熟，其相关肿瘤究竟是因为什么发生的，还是搞不清楚。 可以这样说，这些家长最着急知道的，恰恰在通常情况下是最没必要的，因为明确诊断之后，最重要的乃是如何治疗。

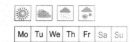

性早熟，找到元凶不容易

　　一则济南 4 岁女孩吃自家催熟草莓导致性早熟的新闻，又让不少家长对草莓这种水果产生了不信任，继给"黄瓜使用避孕药"的假新闻之后，草莓这种水果也将被这种不负责任的言论毁掉么？　令人不解的是，虽然催熟草莓可导致小儿性早熟的新闻早在几年前就出现过好几次，但学术期刊上则不见任何一个个案报道，也没有任何相关专业的人在公开的学术场合将草莓列为导致性早熟的病因，那么这种煞有介事的新闻为何又屡屡见诸报端呢？

　　如果我说某妙龄少女漫步在花丛中，由于大量花粉飘进裙底导致该少女怀孕，各位看官一定觉得我是在胡扯，但诸位如果读完此文，我相信您也一定会认为催熟草莓可导致性早熟这样的说法跟我的胡扯其实有异曲同工之妙。

　　我们不妨先以女性为例，看看正常的性成熟过程大致是怎么样的。

宏观上女性从儿童到成熟女人的过程，也是微观上下丘脑-垂体-卵巢轴功能发育成熟的过程。这其中以青春期最为关键，世界卫生组织将青春期划定为 10 ~ 19 岁，其实这种划分并无截然界限，可因遗传、环境、营养等条件影响而有个体差异。

女性进入青春期后，由于下丘脑分泌和释放促性腺激素释放激素，激活垂体分泌促性腺激素，使卵巢发育与性激素分泌逐渐增加，引起女性发生一系列变化，包括外生殖器由幼稚型变为成人型、阴道长度及宽度增加、黏膜增厚并出现皱襞，子宫增大，输卵管变粗，乳房开始丰满，出现阴毛、腋毛，皮下脂肪增多，渐渐出现女性体态，还有一个重要的标志就是月经来潮，经过青春期后女性进入性成熟期（此期大约历时 30 年）。

由是我们可知，促发女性开始性成熟的关键因素便是激素，但这种激素与靶器官（被激素选择性作用的器官如同靶子，故称其为靶器官）之间存在一种十分精准的对应关系，从下丘脑到垂体到卵巢再到子宫、乳腺，每一过程都有十分复杂的步骤，反过来说靶器官也只能被特定的激素刺激，这种关系类似锁钥，因此一个外来户想凭空插一脚难度是极大

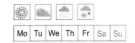

的——人类付出了极大的努力才能设计出可以用于干预性发育过程的种种药物。

同样的，人类破解植物体成熟的过程也经历了千难万难，应用植物催熟剂也只能改变植物的成熟进程，对动物体毫无作用。因此，给黄瓜应用避孕药，可以使黄瓜保持顶端花朵以装嫩，和吃催熟草莓导致女孩性早熟一样属于无稽之谈。前者的真相是对黄瓜涂抹了"防落素"这种植物激素（对人体的性发育无用），而新闻中女孩性早熟的原因，可就不是一句两句能说清的了。

从定义上来说，女童在 8 岁前（男童在 9 岁前）呈现第二性征（乳房发育等），或 10 岁前来月经即可诊断性早熟。按这个诊断标准，4 岁女孩就来月经当属性早熟无疑，那么，可能的原因又是什么呢？

绝大多数家长面对性早熟这一诊断时，第一个问题往往不是如何治疗，而是问："是什么导致的？"一个负责任医生理性的回答，在多数情况下应该是："对不起，不知道。"

绝大多数女孩的性早熟在现今条件下找不到器质方面的原因（男孩则相反，80% 以上是器质性的），少部分由于卵巢肿瘤等因素导致的性早熟，其相关肿瘤究竟是因为什么发生的，还是搞不清楚。可以这样说，这些家长最着急知道的，恰恰在通常情况下是最没必要的，因为明确诊断之后，最重要的乃是如何治疗。

性早熟的治疗目标为抑制过早或过快的性发育（而非完全扭转），防止患儿或家长因性早熟所致的相关的社会或心理问题，改善因骨龄提前而减损的成年身高。但并非所有的性早熟的孩子都需要治疗，对于没有器质性异常，经系统相关检查预测其成年身高不受损或对成年身高影响不显著者，不需药物治疗，只需动态观察，定期复诊。其余的情况，则需要包括口服药物及手术在内的综合治疗。

既然在病因方面彻底遏制性早熟已属不可能，那么，作为家长就应该明确性早熟早期发现、及时处理的重要意义。如果发现女童乳房发育、月经来潮、出现外阴分泌物，男童睾丸增大等发育异常表现，都应尽早求治，以期将性早熟对患儿造成的伤害降到最低。

媒体上频繁出现的某种食物会导致性早熟的报道，绝大多数都属于胡咧咧，如果抱着宁肯信其有的心态，这也不吃，那也不碰，搞不好将会给孩子造成比性早熟更大的危害——营养不良。至于某些所谓的"滋补品"，虽然它们

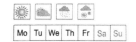

未必会引起性早熟，但这类东西对小儿的成长并非必要，离这些"滋补品"远一些倒不失为明智之举。

最后，那种在临床上相对较少的但确实应该避免的一类能够导致儿童性早熟的情况，比如小儿误服避孕药、误用含有激素的成人化妆品及外用药物等，还是提醒家长应该将上述这些东西保管到小孩够不着的地方。

宝宝怎么黄了

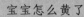

对于需要治疗的黄疸，最常应用而有效的方式是光疗（常
用蓝光，也可选白光或绿光），但如果孩子并非病理性黄
疸，予蓝光照射很可能就弊大于利了，因为近些年的研究
表明，新生儿期的胆红素升高是机体应激反应的一部分，
有助于新生儿防御各种氧自由基的损伤，因此对于临界状
态的情况，是否应予蓝光照射，还真得在胆红素毒性及其
给机体带来的益处之间仔细地权衡一番。

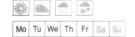

宝宝怎么黄了

"脸怎么黄了？""防冷涂的蜡！"，当年现代京剧《智取威虎山》中的杨子荣的这句经典台词至今仍时常被人提起，不过要是哪个人真的黄了，可就没人有心思拿这个说笑了，医学上将这种情况称为黄疸。

黄疸是由于血液中胆红素升高致使皮肤黏膜和巩膜（就是眼白）发黄的情况，这几乎是所有新生儿（脐带结扎到生后 28 天内的婴儿）都要出现的情况，作为新生儿的爸爸妈妈，一定要了解一些关于新生儿黄疸的常识，省得遇到这种情况的时候手忙脚乱，瞎担心。

咦？ 为什么说对新生儿的黄疸可能是瞎担心呢？ 因为相当多的新生儿黄疸其实属于正常的生理现象，根本不需要任何特殊治疗，如果有些家长病急乱投医，没有到正规医院去检查，很可能会让宝宝接受一些原本不必要的治疗，要知道，没有任何医疗处置是绝对安全的，对于原本可以自行好转的生理现象，却接受了不必要的治疗，这样的风险是完全应该避免的。

那么新生儿的黄疸现象到底是怎么回事呢？

这要从新生儿的胆红素代谢特点说起。 既然黄疸是由于血液中胆红素升高引起的，那么显然一定有某些原因导致新生儿血液中的胆红素水平升高，主要包括胆红素生成相对过多、肝细胞处理胆红素能力差等。 新生儿每日生成的胆红素为 8.8 毫克/千克体重，而成人则仅为 3.8 毫克/千克体重，又兼新生儿肝细胞处理胆红素的能力远较成人差，这样一方面生成过多，另一方面排泄又少，黄疸自然就不可避免了。

虽然说鉴别新生儿黄疸是生理性还是病理性的以及是否需要治疗主要应该是儿科医生的责任，但其实生理性黄疸的判断也不是很难，为人父母者也应该大致心里有个谱。 以下几个生理性黄疸的特点是新生儿爸爸妈妈应该牢牢记住的：

★ 一般情况良好。

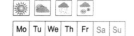
★ 足月儿（胎龄在 259～293 天之间）出生后 2～3 天出现黄疸，4～5 天达到高峰，5～7 天消退，最迟不超过 14 天。

★ 早产儿（胎龄＜259 天）的黄疸多于出生后 3～5 天出现，5～7 天达到高峰，7～9 天消退，最长可延迟到 3～4 周。

当然，是否需要规范治疗（比如光疗干预）需要动态测定血清胆红素水平，同时结合是否存在高危因素来评估和判断这种胆红素水平是否属于正常或安全范围。简单说，高危因素越多，则黄疸引起胆红素性脑病的几率就越大，如果宝宝从出生到喂养都比较正常，那通常不必太过担心，如果存在新生儿溶血、窒息、缺氧、高热、低体温、低血糖等情况，就需要高度重视了。

除了大部分生理性黄疸，其余的情况就需要早期积极治疗了，否则可引发一系列问题，重者可引起胆红素脑病，导致神经系统不可逆的损害，甚至死亡。所以当家长发现患儿生后 24 小时之内即出现黄疸，且持续时间较长（足月儿＞2 周，早产儿＞4 周），就决不能掉以轻心了。有许多因素可以导致病理性黄疸，包括先天的遗传代谢因素、先天畸形（胆道闭锁）、感染、溶血等。像新生儿胆道闭锁这种情况，早期诊断和干预非常重要，在生后 60 小时内做手术效果比较好，耽搁久了会使肝脏发生不可逆的损伤，有些引流失败者就只有肝移植一条路可走了。

在诸多的病理性黄疸中，倒是有一类值得特别说一下的，这就是与母乳喂养有关的黄疸。这又可分为两种情况，第一为母乳喂养相关的黄疸，由于新生儿在生后 1 周之内，母乳摄入不足、排便延迟，使血清胆红素升高，几乎 2/3 母乳喂养的新生儿可能遭遇这种情况，通常可通过增加母乳喂养量和频率而得到缓解；第二为母乳性黄疸，指母乳喂养的宝宝在生后 3 个月仍有黄疸，这种诊断通常是在医生排除了其他情况才能确立，暂停母乳喂养 24 ～ 48 小时黄疸即可显著减轻（在治疗过程中停母乳喂养并非必须）。

有学者指出，在母乳性黄疸的诊治过程中，我们应该充分认识其发生率很高，不但在国内，在美国加利福尼亚州新生儿因黄疸再次住院率 2000 年较 1991 年高出 6%。医务人员不必过分把它与疾病等同，否则占多数的健康的高胆红素血症小儿将得到不必要的过度治疗和化验，既增加了父母的恐慌，又浪费了医院的资源。除罕见的个案报道外，多数研究均提示这类黄疸对小儿远期的智能影响不大。

对于需要治疗的黄疸，最常应用而有效的方式是光疗

（常用蓝光，也可选白光或绿光），但如果孩子并非病理性黄疸，予蓝光照射很可能就弊大于利了，因为近些年的研究表明，新生儿期的胆红素升高是机体应激反应的一部分，有助于新生儿防御各种氧自由基的损伤，因此对于临界状态的情况，是否应予蓝光照射，还真得在胆红素毒性及其给机体带来的益处之间仔细地权衡一番。

最后需要提及的是，没有确切证据证明某种中药对新生儿黄疸有不可替代的治疗作用，建议家长坚决拒绝。2008年，原卫生部紧急通报了某医院因使用了茵栀黄注射液后，有4名新生儿发生不良反应，其中1名出生9天的新生儿死亡。2016年，国家食品药品监督管理局正式发文：要求所有茵栀黄注射液生产企业修改说明书，在禁忌证中明确标注"新生儿、婴幼儿禁用"。如前所述，没有任何一项治疗措施是绝对安全的，但若为了获得治疗效果，相应的治疗风险当然有必要承担，但茵栀黄造成的这种悲剧，从科学规范的治疗角度来说，原本是可以避免的。

补钙与佝偻病

作为一名儿童医院的医生，平时最常被年轻父母问及的问题就是："大夫，你说我们孩子吃哪种钙好？"这个看似简单的问题，其实并不容易三言两语说清楚，由于多年以来的宣教，几乎所有父母都对佝偻病这一小儿多发病抱有警惕，绝大多数为孩子补钙的原因也都是为了预防佝偻病，但年轻的父母对于佝偻病到底了解多少呢？

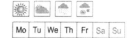

补钙与佝偻病

当前媒体对补钙的宣传达到了白热化的程度，几乎造成一种全民缺钙，不分男、女、老、幼，人人需要补钙的一种异常氛围。 想当年冯小刚的一部经典电影《大腕》中的一个场景便讽刺了这一现象，傅彪悲痛欲绝地对导演泰勒的模型尸体哭道："就差一步，您就走了，我们全国人民都已经补过钙了，就差一步啊……"

作为一名儿童医院的医生，平时最常被年轻父母问及的问题就是："大夫，你说我们孩子吃哪种钙好？"这个看似简单的问题，其实并不容易三言两语说清楚，由于多年以来的宣教，几乎所有父母都对佝偻病这一小儿多发病抱有警惕，绝大多数为孩子补钙的原因也都是为了预防佝偻病，但年轻的父母对于佝偻病到底了解多少呢？

佝偻病大概是最早被人类认识的疾病之一，公元 7 世纪和 8 世纪已经有中国人在自己的著作中记载了包括头增大、身体消瘦、鸡胸、学步晚等典型的佝偻病表现了。 历史上，佝偻病一度是各国小儿的多发疾病，重症佝偻病由于免疫功能低下，易合并肺炎、腹泻等病，可增加小儿的死亡率，造成过许多惨剧。

这种情况一直持续到 20 世纪 30 年代，发达国家中以美国为开始，因乳类强化维生素 D，才使佝偻病发病率急剧下降，我国是佝偻病多发地区（北方尤甚），自 20 世纪 50 年代开始推广佝偻病的防治工作，自 20 世纪 80 年代以后该病的发病率才逐年下降，尤其是重症佝偻病已经大为减少。但有学者指出，随着我国工业化城市化进程的不断加快，如不加强预防，佝偻病有再度增加的可能。

为什么这么说呢？ 因为佝偻病的最主要原因就是缺少日照与维生素 D 摄入不足。 人体维生素 D 有两个来源，其一为内源性，其二为外源性。 顾名思义，外源性就是通过吃饭获得的，但每日天然食物中所提供的维生素 D 往往是不足的，因此内源性维生素 D 的意义就非常重要了，而内源性维生素 D 的产生，则要依赖日照。 由日光中的紫外线（波长 296 ～ 310nm）、人体表皮和真皮内存在的维生素 D 前体，经光化学作用及皮肤的温热作用转化为维生素 D。

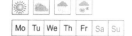

万物生长靠太阳，人类若缺少了太阳的照射，也是断然无法生存下去的。 但由于各地区纬度、季节、衣着及空气污染，都影响紫外线照射强度，故北方、多云多雾地区、冬季、衣着多、户外活动少及污染严重的工业区，紫外线照射少，皮肤内的维生素 D 就将合成不足。

除了日照与维生素 D 的因素之外，钙摄入量不足亦是导致孩子罹患佝偻病的重要原因，因为在钙摄入量不足的情况下，可使小儿出现内分泌异常，导致维生素 D 的分解代谢增多，最终将导致佝偻病的发生。

虽然在目前的条件下，佝偻病并非不可治，但其有些后遗症，比如骨骼畸形，是必须要经外科手术才能纠正的，因此，最明智的方案当然是将佝偻病扼杀于无形，正所谓预防胜于治疗。

幸运的是，佝偻病是非常容易预防的，因此，对佝偻病预防方面的宣教理应做到家喻户晓，使所有年轻的父母均掌握这些常识，这在我国城市化发展迅速，高楼遮阳，环境污染的当下，意义尤其重大。

那么具体应该怎么做呢？

★ 各国的实践均证明，适当日照是最有效经济的方法。 日照不但能产生维生素 D，还可增加呼吸道及全身的抵抗力，真可谓一举两得，日照，尤其要从娃娃抓起。 但需要提醒父母注意的是，适当日照并非让宝宝直接被太阳暴晒，否则将增加罹患皮肤癌的风险，另外也不能隔着玻璃晒，因为紫外线无法穿透玻璃。 比较理想的状态是要么在早晚阳光不甚强烈时在户外接受日晒，若在午间，则最后是在树荫下，总之要以舒适不灼伤皮肤为度。

★ 及时补充维生素 D。 根据美国儿科学会最新的观点，刚出生后不久的婴儿，建议每日补充维生素 D 400 国际单位。 由于我国南北方差异，在很多儿科学教材中，南方北方的推荐用量有所不同，北方略多。 建议父母在为宝宝补充维生素 D 之前先与当地医生沟通，另外需要提醒家长注意的是，我国不少婴儿食品强化了维生素 D 及其他维生素，食用这些食品时，家长要注意标注的维生素 D 含量，避免过多摄入维生素 D。 英国就曾经在"二"战后，由于婴儿食品强化维生素 D 过多，造成婴儿高钙血症流行，美国甚至发生过小儿维生素 D 中毒的事件。

★ 在通常情况下，如孩子是纯母乳喂养，由于母乳中钙的含量极高且吸收率好，则补钙并非必要。 配方奶中钙

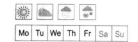

的吸收率虽然不能与母乳相媲美，但考虑到配方奶粉中添加的钙远高于母乳中的钙含量，故这部分孩子也无需额外补钙。

★ 如果是临床已经确诊的佝偻病，在治疗方面，医生会按一定的规范予以维生素 D、钙剂等，同时可能需要定期复查血液生化指标及 X 线。

最后需要提醒家长注意的是，佝偻病的诊断必须结合临床症状（惊厥及手足搐搦参考意义较大）、X 线及血生化指标综合判定，像易惊、多汗、夜啼、枕秃等情况虽然也会在佝偻病患儿身上出现，却并不具有特异性，不能据此诊断佝偻病，这些情况在维生素 D 中毒时也可出现。因为有些家长误将维生素 D 当成营养品来购买，以为多多益善，结果造成维生素 D 积累中毒，实在是得不偿失啊。

还有一个比较奇怪的现象，我经常会在一些毫不相干的情况下（比如患儿肚子痛来看病）被家属要求给孩子进行微量元素检测以判断孩子是否缺钙，其实这种要求多数时候纯属多余，因为我根本看不出患儿有任何需要查微量元素的必要。在此也提醒诸位家长，不要自以为是地提出什么检查的建议，这种建议虽然大都会得到满足，但除了给医院增加收入以外，对孩子并没什么好处。

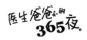

【附】

中国营养学会建议儿童每日钙摄入量为：0～6个月为400mg，6个月～2岁为600mg，3～9岁为800mg，10～12岁为1000mg，13～15岁为1200mg，16岁～成年为800mg。

儿童补钙首先强调食补，提倡母乳喂养，按时添加辅食，不偏食。日常饮食要注意补充含钙多的食品，如牛奶、豆制品、蛋黄、虾皮、鸡肉、肝、花生等，因草酸影响钙吸收，应避免食用含草酸丰富的食物。

作者按：绕来绕去说的还是只要吃的好了，就没必要吃钙片一类的东西……

医生爸爸的**365**夜。

January

Su	Mo	Tu	We	Th	Fr	Sa
					1	2
3	4	5	6	7	8	9
10	11	12	13	14	15	16
17	18	19	20	21	22	23
24	25	26	27	28	29	30

February

Su	Mo	Tu	We	Th	Fr	Sa
	1	2	3	4	5	6
7	8	9	10	11	12	13
14	15	16	17	18	19	20
21	22	23	24	25	26	27
28	29					

March

Su	Mo	Tu	We	Th	Fr	Sa
		1	2	3	4	5
6	7	8	9	10	11	12
13	14	15	16	17	18	19
20	21	22	23	24	25	26
27	28	29	30	31		

April

Su	Mo	Tu	We	Th	Fr	Sa
					1	2
3	4	5	6	7	8	9
10	11	12	13	14	15	16
17	18	19	20	21	22	23
24	25	26	27	28	29	30

May

Su	Mo	Tu	We	Th	Fr	Sa
1	2	3	4	5	6	7
8	9	10	11	12	13	14
15	16	17	18	19	20	21
22	23	24	25	26	27	28
29	30	31				

June

Su	Mo	Tu	We	Th	Fr	Sa
			1	2	3	4
5	6	7	8	9	10	11
12	13	14	15	16	17	18
19	20	21	22	23	24	25
26	27	28	29	30		

July

Su	Mo	Tu	We	Th	Fr	Sa
					1	2
3	4	5	6	7	8	9
10	11	12	13	14	15	16
17	18	19	20	21	22	23
24	25	26	27	28	29	30

August

Su	Mo	Tu	We	Th	Fr	Sa
	1	2	3	4	5	6
7	8	9	10	11	12	13
14	15	16	17	18	19	20
21	22	23	24	25	26	27
28	29	30	31			

September

Su	Mo	Tu	We	Th	Fr	Sa
				1	2	3
4	5	6	7	8	9	10
11	12	13	14	15	16	17
18	19	20	21	22	23	24
25	26	27	28	29	30	

October

Su	Mo	Tu	We	Th	Fr	Sa
30	31					1
2	3	4	5	6	7	8
9	10	11	12	13	14	15
16	17	18	19	20	21	22
23	24	25	26	27	28	29

November

Su	Mo	Tu	We	Th	Fr	Sa
		1	2	3	4	5
6	7	8	9	10	11	12
13	14	15	16	17	18	19
20	21	22	23	24	25	26
27	28	29	30			

December

Su	Mo	Tu	We	Th	Fr	Sa
				1	2	3
4	5	6	7	8	9	10
11	12	13	14	15	16	17
18	19	20	21	22	23	24
25	26	27	28	29	30	31

割鸡割鸡割鸡——小宝宝的包皮非切不可么

目前我国的学者及大部分医生通常建议，只有当包皮嵌顿、包茎合并排尿困难、反复发作包皮炎、瘢痕性包茎、青春期后包皮仍不能上翻者，才是手术的适应证。 至于有些家长考虑到该手术潜在的对某些疾病的预防效果及对性生活方面的帮助，我看，不妨让孩子长大成人之后自己决定，毕竟该手术还是存在一定风险，并会给孩子带来恐惧与疼痛。

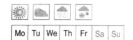

割鸡割鸡割鸡——小宝宝的包皮非切不可么

在儿童医院的外科门诊，无论白班还是夜班，总有这样一类"患儿"家长：

"大夫，你看我们孩子的包皮用不用切？"

"不用"

"可是我们想切……"

"我说了不用。"

"但很多孩子都切了，听说这个手术能带来许多好处，而且小时候切痛苦小……"

……

因为中国多数儿童医院的外科门诊都是极忙碌的，如果这样一位家长看病时正好赶上几个真正的急诊，比如脑外伤一类，那大夫极可能不再过多解释。到底该不该切，那些所谓的好处是否真的存在，还真不是在门诊那种忙乱的环境下三言两语能说清楚的。

说来话长，包皮环切这种手术在西部非洲已经有 5000 年以上的历史了，在中东也至少有 3000 年的历史。全世界大约 1/4 的男性做过包皮环切术，大多集中于北美、中东和亚洲穆斯林国家以及大部分非洲国家。我国由于文化和信仰的差异，本来大部分男性新生儿未行包皮环切术，但近来不少家长由于种种原因也开始跟风了。

事实上对于小宝宝来说，除了反复发作的包皮炎和因包茎导致的排尿困难等病例确实需要行包皮环切术以外，其余的情况是否有必要行包皮环切术在医学界一直存在争议。

美国的情况颇有代表性，手术率几番沉浮。早在 20 世纪 70 年代，由于传统的原因和医学界当时的见解，美国约有 80% 的新生儿施行包皮环切术。后来由于美国儿科学会认为包皮环切对健康有好处的证据不足，故采取了明确反对新生儿常规做包皮环切术的立场，因此到了 20 世纪 80 年代中期，手术率降到约 60%。可谁知进入 1989 年以后峰回路

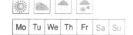

转，又有新证据表明不做包皮环切与各种健康危险有关，美国儿科学会只能见风使舵，不过这次学乖了——既不支持也不反对，但美国小儿的包皮环切手术率还是再次增加了……自1999年以来，先后有16个州取消了包皮环切的医疗补助金，而到了2007年，美国小儿科学院考虑到目前又有进一步的数据，可以重新修正包皮环切有关的政策。真是生命不息，折腾不止，小小的包皮居然搅得人们大动干戈——反对者认为这是一个野蛮愚昧行为，违反人权；支持者则认为该手术好处多多，堪比疫苗。

其实包皮环切术的鼓吹者与反对者双方都有不同程度的证据支持，我们不妨仔细看看他们的核心观点及有关证据，以期当自己或为孩子为配偶做决定时能够权衡利弊。

最初由于宗教原因切除包皮的古人，当然不会了解到包皮的生理作用，亦不可能确切知道包皮切割后带来的实际益处。目前认为小儿的包皮还是有一定作用的，主要是保护未成熟的阴茎头，使龟头保持湿润、敏感，避免不良刺激，但远非一些极端的反对者所宣称的那样作用巨大，甚至有人将包皮对龟头的保护作用与眼皮对眼球的保护相提并论，这是一个多么蹩脚的类比！这类文章往往是观点鲜明、措辞激烈，对大众而言颇有迷惑性。以盈利为目的的片面强调包皮切除的好处忽悠人固然不对，但为抨击这种做法就罔顾事实与证据，也是不可取的。

目前学术上关于包皮环切最主要的争议集中在包皮过长与尿路感染、阴茎癌和 HIV 感染的关系上。研究表明，包皮环切术能显著降低新生儿尿路感染的机会（从 7‰ 下降到 2‰ 以下），但其并发症（如出血、感染）发生的几率也在 2% 左右；大量证据表明，新生儿包皮环切术是阴茎癌的重要预防措施，但阴茎癌本属罕见肿瘤，发病率极低，以每年为 30 万名新生儿行包皮环切术计，才能预防 1 例阴茎癌的发生。以这两种情况来分析风险效益比，显然不太划算。

近年来有关包皮的研究成果，最引人注目的当是有学者发现包皮内板上有较多能结合 HIV 病毒的受体，因此理论上包皮环切术将能够减少 HIV 感染的几率。而后的人群调查及大规模对比试验确实证实了该观点，因而有学者指出如果南部非洲普遍实行新生儿包皮环切术的话，10 年内可减少约 200 万新增 HIV 感染者及 30 万 AIDS 死亡人数。旧金山市健康部门主持性传播疾病预防和控制事务的杰弗里·克劳思纳不无夸张地说"这是二十年来最伟大的医学发现"。

但近期有学者将目前的文献系统分析后，发现没有足够的证据证明包皮环切术与成人异性间 HIV 感染的关系，将包

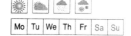
皮环切术作为减少 HIV 感染的公共卫生干预措施值得商榷。环切术是否会使男性产生错误的安全感从而发生高危性行为也是值得警惕的，模型实验的结果提示如接受过环切术的男性明显加强高危性行为频率的话，那么环切术的预防效果将被完全抵消……这场争论似乎仍将继续下去。 美国疾病控制与预防中心经过对 HIV 各个方面进行论证后，结论是没有足够理由在美国全境推广此项手术，但同时指出作为个人的男性不妨考虑包皮环切术作为一种额外的 HIV 预防措施。

此外，"包茎"是又一个导致很多患儿家长求治的原因，有学者通过对 4 个年龄组的调查后发现：3 岁男孩存在包茎的高达 20.61%，至 7 岁时则为 10.86%，随着年龄增长，包茎发病率进一步下降，12 岁时仅为 3.06%，18 岁时包茎的发病率仅为 2.58%。 从这组数据可以看出，如果仅仅是因为包茎而过早行手术治疗，至少有相当一部分孩子，这一刀挨得有点冤，因为随着生长发育，部分患儿的包茎可自行解除。 故多数医生主张对于 12 岁以前的"包茎"病例应慎重行包皮环切。 显然，新生儿及婴幼儿先天性包茎并不能算是手术的指征。

目前我国的学者及大部分医生通常建议，只有当包皮嵌顿、包茎合并排尿困难、反复发作包皮炎、瘢痕性包茎、青春期后包皮仍不能上翻者，才是手术的适应证。 至于有些家长考虑到该手术潜在的对某些疾病的预防效果及对性生活方面的帮助（这方面的调查结果也彼此矛盾，结论并不一致），我看，不妨让孩子长大成人之后自己决定，毕竟该手术还是存在一定风险（即使很小），并会给孩子带来恐惧与疼痛。

医生爸爸的365夜。

January
Su Mo Tu We Th Fr Sa
1 2 3
4 5 6 7 8 9 10
11 12 13 14 15 16 17
18 19 20 21 22 23 24
25 26 27 28 29 30 31

February
Su Mo Tu We Th Fr Sa
1 2
3 4 5 6 7 8 9
10 11 12 13 14 15 16
17 18 19 20 21 22 23
24 25 26 27 28

March
Su Mo Tu We Th Fr Sa
1
2 3 4 5 6 7 8
9 10 11 12 13 14 15
16 17 18 19 20 21 22
23 24 25 26 27 28 29
30 31

April
Su Mo Tu We Th Fr Sa
1 2 3 4 5
6 7 8 9 10 11 12
13 14 15 16 17 18 19
20 21 22 23 24 25 26
27 28 29 30

May
Su Mo Tu We Th Fr Sa
1 2 3
4 5 6 7 8 9 10
11 12 13 14 15 16 17
18 19 20 21 22 23 24
25 26 27 28 29 30 31

June
Su Mo Tu We Th Fr Sa
1 2 3 4 5 6 7
8 9 10 11 12 13 14
15 16 17 18 19 20 21
22 23 24 25 26 27 28
29 30

July
Su Mo Tu We Th Fr Sa
1 2 3 4 5
6 7 8 9 10 11 12
13 14 15 16 17 18 19
20 21 22 23 24 25 26
27 28 29 30 31

August
Su Mo Tu We Th Fr Sa
1 2
3 4 5 6 7 8 9
10 11 12 13 14 15 16
17 18 19 20 21 22 23
24 25 26 27 28 29 30
31

September
Su Mo Tu We Th Fr Sa
1 2 3 4 5 6
7 8 9 10 11 12 13
14 15 16 17 18 19 20
21 22 23 24 25 26 27
28 29 30

October
Su Mo Tu We Th Fr Sa
1 2 3 4
5 6 7 8 9 10 11
12 13 14 15 16 17 18
19 20 21 22 23 24 25
26 27 28 29 30 31

November
Su Mo Tu We Th Fr Sa
1
2 3 4 5 6 7 8
9 10 11 12 13 14 15
16 17 18 19 20 21 22
23 24 25 26 27 28 29
30

December
Su Mo Tu We Th Fr Sa
1 2 3 4 5 6
7 8 9 10 11 12 13
14 15 16 17 18 19 20
21 22 23 24 25 26 27
28 29 30 31

阴囊，非请莫入——有关茄子的传说

千万不要以为隐睾没影响孩子的吃喝拉撒甚至长体重和个头就不当回事，少了一个蛋蛋，真的不是好玩的，轻则不育重则癌变，不可等闲视之。

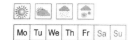

阴囊,非请莫入——有关茄子的传说

阴囊是一个皮肤囊袋,中间有一隔将阴囊分为左右两室,室内有睾丸、附睾(为叙述方便,加一起叫蛋蛋),各安其所。 咱这回要说的是发生在阴囊里的异常状况。

上面的那个题目看起来似乎有点奇怪——非请莫入,莫非阴囊里的蛋蛋是被请进去的?

话说受子宫内珠胎暗结,混沌乍开,人形初具,各个组织器官忙而有序地各自发育。 且说在这一过程中,腹膜在腹股沟内形成一袋形突出,名曰腹膜鞘状突,其下有一索带,是为睾丸引带。 开始的时候睾丸是在腹腔里的,当腹膜鞘状突随着睾丸引带降至阴囊的时候,睾丸便随之而下降。 这个邀请的过程如果发生了问题,会导致睾丸不能下降到正常的位置,此为隐睾。

隐睾也称睾丸下降不全，指睾丸未能按正常发育过程下降至阴囊底部。 通常早产儿隐睾的发病率为 30%，足月儿为 4%，1 岁时为 0.66%，成人为 0.3%。 这一组随年龄增大而递减的发病率能说明什么呢？ 睾丸是随着胎儿的成熟而下降的，且这一过程在生后仍未停止，只不过 1 岁后下降的机会明显减少罢了。 所以如果宝宝（当然是男宝宝）的睾丸到 1 岁的时候还没下降到阴囊，那就必须得到医院求治了。

　　千万不要以为隐睾没影响孩子的吃喝拉撒甚至长体重和个头就不当回事，少了一个蛋蛋，真的不是好玩的，轻则不育重则癌变，不可等闲视之。

　　事实上隐睾分泌的雄性激素足可以维持男性的外部特征和性功能，但其生育能力却大受影响。 双侧隐睾如果不治疗的话，几乎无生育能力，如果早期治疗生育率可达 40%，但手术越晚，效果越差，现在公认的手术年龄为 2 岁以前最适宜。 除了手术以外，早期还可以考虑激素治疗，通过其内分泌系统促进睾丸下降，但多数时候激素治疗效果不理想。

　　现在大家都知道阴囊里缺了蛋蛋如果不治疗的话后果堪忧。 那么阴囊里如果除了被邀请而来的蛋蛋以外，再多了

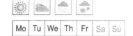

别的不速之客又将如何呢？

常见的一种情况是腹股沟斜疝。

正常发育时，鞘状突在出生前后逐渐萎缩闭塞，附着于睾丸上的腹膜鞘状突未闭塞，形成睾丸固有鞘膜腔，与腹膜腔不再相通。 也就是阴囊和腹腔彻底成俩单位了，如果没有特殊情况，基本上是老死不相往来的，大门都关上了嘛。可偏偏有一部分人在出生 1 年以后鞘状突仍保持开放状态，这该关的门关不上，可不就容易出问题么。

腹股沟斜疝老百姓称其为疝气，认为是生气导致的。还别说，这还真不是全无道理的说法，好多家长发现孩子的阴囊出现了睾丸以外的东西都是在孩子哭闹的时候——腹压增高了嘛。

理论上，出生时腹膜鞘状突有80% ~ 90% 仍未闭塞，随着年龄的增长，闭塞逐渐增多，生后 1 年仍有57% 未闭或部分未闭。 小儿腹股沟疝的发生率却只有 0.8% ~ 4.4%，数据相差这么大是为什么呢？ 略微思考一下我们就能得出结论，即并非所有腹膜鞘状突未闭的小儿生后都会形成疝。

腹膜鞘状突部未闭的小儿如果同时伴有腹壁肌肉发育薄

弱，或经常哭闹、长期咳嗽、便秘等原因造成腹内压力升高，就可能使肠管或者大网膜顺着鞘状突坠入阴囊，形成腹股沟疝。通常疝能够在安静平卧位的时候自行复位，若一旦发生嵌顿就比较危险了，不及时处理甚至可能危及生命。

那么疝气应该如何治疗呢？

多数情况下，疝气的治疗还得依靠手术解决，只是并非所有发现腹股沟疝的病例都被要求立刻手术，但 6 个月以上的患儿腹股沟疝自愈的机会就很少了，消极等待容易等来危险，等到发生嵌顿不得不手术的时候，其手术效果是要打折扣的。

最后纠正几个认识误区：

★ 腹股沟疝不是男孩子的专利，女孩子也有，只是男性占大多数而已。其性别发病率比例为 15:1。偶尔遇到有的女患儿家长心理就很不平衡，俺家是姑娘，咋也得了这个病呢，我心说，你没啥心理不平衡的，我家憨憨也是这个病，也在我们医院做的手术呢。

★ 不要相信那些神奇的药物，它们的作用可以忽略不计。

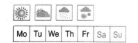

　　★ 这个手术不会伤什么元气，操作上也不复杂（无论传统手术或腔镜手术）。 超过半岁而仍未自愈时，手术的决断要及时，当断不断必受其乱。

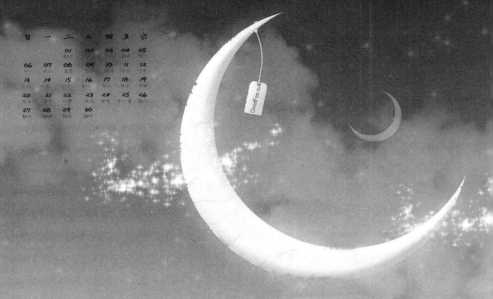

遗尿疑云——小孩儿尿床到底需不需要治疗

你还记得自己小时候最后一次尿床是多大么？ 挨家长揍
了么？ 被小朋友们嘲笑了么？ 我想绝大多数人应该是根
本不记得那遥远的尿床岁月，因为很多人在记事的时候都
已经不再尿床了。 因此，家长真正紧张的肯定不是太小
的孩子尿床，而是觉得在不该尿的年纪仍在尿。

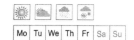

遗尿疑云——小孩儿尿床到底需不需要治疗

你还记得自己小时候最后一次尿床是多大么？ 挨家长揍了么？ 被小朋友们嘲笑了么？

我想绝大多数人应该是根本不记得那遥远的尿床岁月，因为很多人在记事的时候都已经不再尿床了。 因此，家长真正紧张的肯定不是太小的孩子尿床，而是觉得在不该尿的年纪仍在尿。

医学上对遗尿的定义为：遗尿指达到膀胱控制能力的年龄后，仍然频繁地自觉或非自觉地把尿排到衣服上或床上。大多数儿童的心智年龄达到 5 岁之后，就已经具有了白天及夜间的膀胱控制能力，据美国精神障碍诊断及统计手册（DSM-IV）的诊断标准，＞ 5 岁儿童每周夜间不自主排尿 2 次及以上，并持续 3 个月即可诊断为遗尿症。 以 5 岁作为判断儿童遗尿症的年龄标准虽带有一定主观性，但却反映了儿童排尿控制能力的发育程度。 按照这个定义，儿童若因疲劳或临睡前饮水过多而偶发夜间尿床显然不属病态。 据统计大约有 16% 的 5 岁儿童有遗尿症，但成人则显然没这么多，只有 0.5% ~ 2%，在不经治疗的情况下，遗尿症也每年约有 15% 的自发缓解。 那么，当你发现自己的孩子已经 5 岁了，根据上述标准已可诊断为遗尿症时，到底需不需要治疗呢？ 这其实取决于遗尿的危害到底有多大。

目前认为，儿童夜遗尿虽不会对患儿造成急性伤害，但长期夜间遗尿常常给患儿本身及其家庭带来诸多方面的不利影响。 我小时村里的孩子们都在家门口上学，即使尿床也是尿在家里，但现在很多农村小学几乎消失，小小年纪就需要到镇里或县城读书，住在集体宿舍，这种情形下的大龄儿童遗尿极易招致外界的嘲笑，严重挫伤儿童情绪和社会功能，阻碍其心理健康发育。

儿童夜间遗尿肯定会导致床铺潮湿，通常多数儿童在这种状况下仍不能醒来，想想睡在这样潮湿的尿窝窝里该有多难受？ 由于儿童遗尿给家庭带来的长期负担，更兼并非所有的家长都能理性明智地对待小儿遗尿，导致父母对孩子态度变差……

国外一项针对遗尿儿童的研究表明，遗尿儿童对自身评

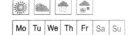

价较低，上海交通大学医学院附属上海儿童医学中心儿童保健科的一份调查问卷提示，遗尿儿童较非遗尿儿童常常被人责骂，常常伤害他人，常常生病，无好朋友，不愿帮助他人，学习不用功，认为父母关爱少。

鉴于以上情况，中国儿童遗尿疾病管理协作组在《中国儿童单症状性夜遗尿疾病管理专家共识》中建议："儿童遗尿症一经确诊需尽早进行治疗，临床医师和家长切勿采取'观望'态度。"但事实上，目前并没有遗尿症儿童开始治疗的最佳年龄的循证医学证据，《尼尔森儿科学》的观点是患儿在 6 岁以前应避免积极的治疗。

医学上，并非所有的治疗行为都应在医院进行，比如关于儿童遗尿症的基础治疗，关键即在父母。最重要的是让父母明白，小儿夜间遗尿并不是儿童的过错，应绝对杜绝惩罚性的措施，以免影响患儿的心理发育。家长给予的生活方式指导是儿童夜遗尿治疗的基础，某些儿童仅经生活方式、生活习惯的调整，遗尿症状便可消失。对于小年龄儿、遗尿对生活影响小的儿童可首先进行基础治疗，且基础治疗应该贯穿夜遗尿治疗的全程。

具体包括，鼓励患儿白天正常饮水，但睡前 2 小时禁止饮水及进食含水分较多的食品。养成日间规律排尿（每日

4～7 次）、睡前排尿的好习惯，不要等到尿憋得不行了再去，这时候可能已经来不及了。

家长应有信心帮助孩子战胜遗尿症，理论与调查问卷均表明，正性生活环境更能促进神经系统夜间排尿控制回路的建立，反之则否。因此，家长应不断强化正性行为和治疗动机，减轻孩子对疾病的心理负担，让孩子自己积极的参与到治疗过程中。当孩子整夜未尿床保持床铺干燥时，可予适当奖励，比如女孩可奖励一朵小红花，男孩奖励一颗五角星。

说到这里，不妨多说一句，遗尿症在性别方面的"重男轻女"，在所有的年龄组，男孩遗尿症的患病率都比女孩高，根据《尼尔森儿科学》的一组数据，5 岁时男孩患病率是 7% 而女孩是 3%，到了 10 岁，这两组数据则分别为 3% 和 2%，到 18 岁男孩仍有 1% 的患病率，而女孩则极其罕见。

某些患儿仅经生活方式的调整，夜遗尿症状便可消失，更复杂的情况，还得求助于医生，具体治疗措施请遵医嘱，在此仅以去氨加压素这一药物为例，简单说明其原理。去氨加压素为类抗利尿激素的合成药物，可减少夜间尿液的生成。一篇系统综述表明，与安慰剂相比，去氨加压素能减少尿床及增加初治成功率（连续 14 天不尿床）。由于小儿

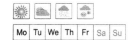

遗尿的具体情况各有不同，医生可能会有针对性地采取综合治疗措施。还有一种情况可能是家长不太好理解的，就是继发于腺样体（也叫咽扁桃体或增殖体，位于鼻咽部顶部与咽后壁处）肥大而伴发的遗尿症，是需要耳鼻咽喉科医生做手术的。

最后需要指出的是，极个别患儿对目前已知的所有治疗措施都没反应，他们将带着这个问题度过青春期直到成年（约1%）。真的遇到这种情况，家长就必须面对现实，给予孩子更多的情感支持，要知道，这个世界上就是有些病是无论如何也治不好的，相比一些凶险的情况，尿床毕竟还不算大问题。病急乱投医的心态万万要不得，那些充斥于各种媒体的医疗广告，可能会让你非常心动，但一定要保持冷静，那些夸大的承诺和保证目的只有一个——骗钱而已。

注：本文中提及的遗尿指的是单症状性夜遗尿，这是排尿功能障碍中最为常见也是研究最清楚的一类，有一些患儿白天也尿裤子，甚至还伴有一系列异常症状（如尿急、尿失禁、排尿延迟等），通常比文中提及的情况要复杂一些，必须求助于专业医疗机构。

血管瘤，分清真假再动手

很多人可能都见过、听说过血管瘤，也有不少年轻的父母正为自己宝宝的血管瘤所困扰，但绝大多数人恐怕不知道血管瘤其实是分"真假"的。

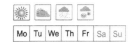

血管瘤,分清真假再动手

很多人可能都见过、听说过血管瘤,也有不少年轻的父母正为自己宝宝的血管瘤所困扰,但绝大多数人恐怕不知道血管瘤其实是分"真假"的。

在以往的文献和书籍中,先天性皮肤血管病变的分类和命名一度十分混乱,将这一类疾病统称为"血管瘤",在原来的"血管瘤"大家族中,包括一类现在已经定义为血管畸形的情况。别小看这一貌似小小的改动,这使得很多患儿免于错误治疗的伤害。就小儿血管瘤而言,曾有学者指出血管瘤的主要损害甚至不是来自疾病本身而是不恰当的积极治疗。

为什么分清"真假"如此重要? 因为对于新分类体系下的血管瘤来说,绝大多数是可以自然消退的,对于这部分情况,真是无招胜有招。血管畸形则不可能自然消退。统计学结果表明，血管瘤在 5 岁以内的自然消退率为 50% ~ 60%，7 岁以内为 75%，9 岁以内可达 90% 以上。部分患儿家长不听医生劝阻而施行了手术治疗，纵使这个血管瘤是长在屁股上，一刀下去虽不至于影响容貌，毕竟也极可能是一次本可避免的创伤。

为什么会出现许多家长积极要求手术治疗的情况呢，这得从血管瘤的发病过程和病变特点说起。

经过长时间大量的观察，学者们发现大多数血管瘤都有增生、静止、消退 3 个时期（先天性血管瘤可以没有明显的增生期，直接进入消退期，消退速度较其他类型为快）。

血管瘤通常在出生或出生后 10 ~ 40 天出现。最初是一个淡红色界限清楚不高出皮肤表面的斑，如果孩子是在这个时候就诊，由于斑块尚不显著，往往还容易接受观察等待的建议。但 2 ~ 3 个月以后血管瘤开始进入增生期，红点增多、范围扩展，毛细血管瘤变成鲜红色，形成高出皮面而分叶的肿物，这时候家长就容易慌神了，开始怀疑等待观察的合理性，尤其是当相关并发症如溃疡、感染的情况出现时，就更容易要求采取积极的治疗措施，比如手术。如果是躯干四肢的血管瘤，手术处理还相对简单，但若在增生期切除腮腺血管瘤，则常导致大量失血，损伤面神经，甚至留有凹

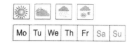

陷畸形，这在中外都有过惨痛教训。

血管瘤的增生期长短不一，一般认为多在 6 个月到 1 岁之内便达到静止期。 当血管瘤生长到最大程度，经过一个静止期后，在 1 ~ 2 岁开始消退。 整个消退期大约持续 2 ~ 5 年，最后病变全部消退，不留痕迹，局部皮肤恢复正常。只有少部分病例遗留皮肤改变，比如皮肤瘢痕萎缩等情况。

近些年有许多学者试图探究血管瘤自然消退的机制，但迄今为止尚无令人满意的解释。 有学者通过相关实验证明，血管瘤的自然消退是细胞凋亡的结果，但是凋亡相关基因功能的调控机制仍不清楚。 总之，血管瘤为什么会自然消退这一问题依旧是个问题。

人类对任何一种疾病的认识都不是一帆风顺的，都要经历曲折与反复，为什么在我们对血管瘤的认识还不够清楚的时候就有医生选择了现在看来十分恰当的处理办法——观察，也许和很多血管瘤长在头面部不无关系，投鼠忌器呀。我们真得要感谢这些默默无闻收集数据资料的学者呀。

虽然我们远未彻底阐明有关血管瘤的全部奥秘，但至少就目前而言对于多数小儿血管瘤的治疗原则应该是简单的——仅需定期观察，耐心等待。 北京大学口腔医学院口腔颌面外科曾祥辉等认为，多数患儿可以观察到 5 ～ 6 岁之后再考虑积极的治疗措施。

家长应该明白，治病的目的从来都是救人而不是仅仅为了消除病变，保持健康的正常组织和外观才是最重要的。在观察等待的过程中即使出现了溃疡、出血或感染等并发症也只需局部加压、清洁和抗炎等简单处理。只有影响功能或严重影响美观，甚至威胁生命的并发症出现时，才考虑手术、激光、激素等积极治疗。对于具体的患者，治疗应对多项因素进行综合分析研究后再制订合理的治疗方案。患者家属的强烈要求，不该成为医生对早期血管瘤实施积极治疗的理由。

但"假血管瘤"也即血管畸形（占先天性皮肤血管病变的 20%）就不能自然消退了，目前的治疗措施有激光、光动力、血管硬化、血管栓塞等，但比较令人头痛的是这类疾病总体上来说尚无一种完善的治疗措施可以兼顾消除病变与美容效果，也即所有的治疗措施均有其缺点。因此许多学者主张，除非影响功能、威胁生命、有明显的症状或严重影响美容，治疗方面应该慎之又慎，反复权衡利弊。

最后一点提醒各位家长，普通人基本没能力区分什么是血管畸形而什么是血管瘤，这个难题还是交由医生来判别

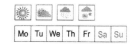
吧。 诊断困难的病例，必要的时候甚至要切去一小块组织进行检验，考虑到不恰当治疗会造成的更为严重的后果，这点小创伤，还是值得的。

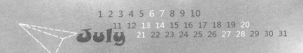

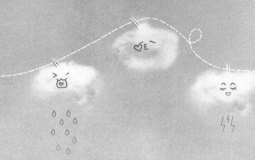

话说人体内的水

我们不妨先以直觉做一个选择题，如下三组人——男人和
女人、成年人和孩子、胖子和瘦人，前者和后者哪个体内
含水量大呢？ 这个问题貌似很简单哦，好，你先把答案
写到纸上，然后听我细细分解。

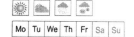

话说人体内的水

贾宝玉有句名言，女儿是水做的，男儿是泥做的。 照这逻辑，水灵灵的女儿家身体里的含水量无疑是要高过干巴巴的老爷们了。 事实果真如此么？

人体内的水分，我们将其统称为体液。 大家都知道生物体的基本组成成分是细胞，人体的体液在总体上可分为细胞内液和细胞外液两大部分，它们的含量与性别、年龄及胖瘦有关。

比比谁的身体里水更多

那么，我们不妨先以直觉做一个选择题，如下三组人——男人和女人、成年人和孩子、胖子和瘦人，前者和后者哪个体内含水量大呢？

这个问题貌似很简单哦，好，你先把答案写到纸上，然后听我细细分解。

人体的肌肉组织中含水量较多，约为 75% ~ 80%，而脂肪组织含水量只有 10% ~ 30%。 男人和女人谁的肌肉更发达呢？ 是男人吧？ 所以此时你的心里恐怕已经有了第一个问题的正确答案，也即事实上男人体内的含水量比女人大，而之前你的直觉是不是让你和宝二爷犯了一样的错误？ 按重量计，成年男性的体液约为体重的 60%，而成年女性的体液约占体重的 50%，但两者均有上下 15% 的变化幅度。

写这篇文章的过程中，我曾经问过好多人，基本上都是想当然地认为女人比男人含水多——也许是化妆品的神奇功效导致女人看起来"水灵灵"？ 抑或女人更频繁流泪的情况给人以水分很大、满则溢的错觉？

那么，又如何比较成年人和孩子的含水量多少呢？ 直观上，小宝宝的脸蛋不用任何修饰也是水嫩可爱的。 再来看其结构，由于小儿的脂肪含量较少，故其体液所占的比例较高，在新生儿中可达体重的 80%。 这一回，你的直觉可能很容易让你猜到正确答案，即孩子体内的含水量比成年人多。 然而水灵灵固然可爱，但新生儿却有其固有的脆弱，其中之一便是由于其皮下脂肪少，又兼皮肤薄，血管丰富，

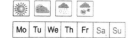

易于失热，所以一旦保温不足，就可能罹患新生儿寒冷损伤综合征，亦称新生儿硬肿症，表现为皮肤紧贴皮下组织不能移动，按之似橡皮感，体温低于 35℃，反应底下，吮乳差或拒乳，哭声低弱或不哭，活动减少，甚至出现呼吸暂停，如果救治不及时是会有生命危险。

诚然，除了小儿的脂肪含量较少这一固有的原因外，发生新生儿寒冷损伤综合征的一个重要外部条件就是保温不足，不过，随着近 20 年来居住条件的改善、新生儿转运技术的开展和新生儿保暖技术的普及，新生儿硬肿症的发病率已有显著下降了，但事情却出人意料地朝向另一个吊诡的方向发展了——婴儿捂热综合征的发病率反而上升了。

婴儿捂热综合征，顾名思义，这个病其实就是家长给孩子穿多了，或者说保温过度导致小儿的热量无法散发，于是出现缺氧、高热、大汗、脱水、抽搐、昏迷，甚至呼吸衰竭和循环障碍。值得一提的是，死于这种情况的患儿多见于中国，这差不多是一个有中国特色的家庭悲剧，希望已发生的这些悲剧可以引起中国家长的足够重视，不要让这种惨事再上演了。

随年龄增大，人体内脂肪也逐渐增多，直到 14 岁之后便与成年人所占比例相似。

知道了脂肪组织含水量较少，最后一个问题就不难回答了。显然，胖人的含水量更少些。胖人其实只是看起来水分更大而已，给他们做手术的时候，刀下是油乎乎而不是湿答答的哦。

现在再回头来看三组人含水量的比较，你刚才答对了么？

喝水会喝死吗

人体内的水并非"一潭死水"，大家都知道人体内的血液是在不断地流动循环的，自古希腊哲学家希波克拉底提出体液学说，到英国科学家威廉·哈维详细叙述血液循环，对这一机制的认识前后历经了两千来年的时间。

然而血浆的液体量只占体重的5%。人体内还有其他体液，它们都在不同程度地参与运动、交互和循环，只不过不像血液流动的那般显著罢了。

前面已经说过，人体的体液在总体上可分为细胞内液和细胞外液两部分，血浆也只是细胞外液的一部分。细胞外液的另一部分是组织间液，约占体重的15%。大约有近九成的组织间液能迅速地与血管内液体，即血浆进行交换并取

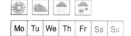
得平衡，同时亦保持着同细胞内液的亲密交换关系，这在维持机体的水和电解质平衡方面具有重要作用，因此我们把这一部分细胞外液称为功能性细胞外液。

血液循环是由心脏的泵动力作用实现的，那么其他体液间的交换和平衡，又是什么力量在推动呢？体液中的电解质成分保证了体液渗透压的存在，而渗透压总是趋向于平衡的，不同体液之间的渗透压是不同的，正是由于这种渗透压差的存在，驱动着不同体液系统之间的交换和平衡；而在它们之间的膜上又存在许多离子泵，通过做功转移离子来制造新的不平衡——这也正是应了那句"生命在于折腾"。

说到这，来来回回的似乎只是一潭水在自己折腾。莫要忘记，我们还要喝水、吃含水的食物，此外体内代谢还要产生一部分水，同时我们还有排泄，包括排尿、排便、呼吸及排汗。

为了维持体内水的循环，人必须不断地补充水分。如果严格按标准计算的话，人一天几乎要喝2000～3000毫升的水。只是凭自己的感觉去喝，一般也不会喝出问题。当体内缺水的时候，身体自然会给你信号叫你喝水的——所以我们会感觉口渴。理论上稍多一些水更有利于健康，也就是有意识地多喝些水是没问题的，强大的肾脏会将略多出去的部分代谢掉，以维持人体内水的平衡。

有人说，我担心喝的水肾脏代谢不过来，会不会中毒呢？ 其实健康人不会真有死于喝水所致水中毒的倒霉蛋。当人体出现低渗的时候，非但口渴早已不再，还将出现头晕、视觉模糊、软弱无力等，能坚持喝到这个程度已非常见，能继续坚持将自己喝到死，非奇人异士不能为也。 除非你刻意要选择一种惊世骇俗的非典型自杀方式，不然多饮水是断然不至于死人的。

与功能性细胞外液不同，另一小部分组织间液仅有缓慢地交换和取得平衡的能力，它们虽具有各自的功能，但因为在维持体液平衡方面的作用甚小，所以就被生理学家称为无功能性细胞外液，比如消化液就属于无功能性细胞外液。可这部分所谓的"无功能性细胞外液"也不可等闲视之，别看它们在交换和取得平衡的能力上差了许多，但当发生异常时，无功能性细胞外液添乱的本事可不小。 有时候，它们能显著引起人体水、电解质和酸碱平衡失调，让人非常难受。 例如，当小儿发生严重腹泻之后，消化液的大量丢失可造成体液量及成分的明显变化，患儿就可能眼花头晕、精

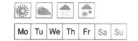

神萎靡加腿软，这就是脱水。 轻症时，口服一些汤汤水水就可以调整过来，复杂一点儿的情况就必须借助医疗手段予以规范的补液治疗了。

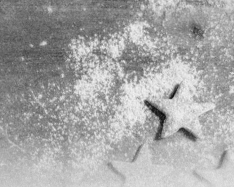

小儿腹泻病

腹泻是一种极其常见的病，几乎每个人都有过在儿时甚至成年以后经历腹泻的痛苦记忆。 腹泻也是一种古老的疾病，早在希波克拉底时代就有关于腹泻的描述。 虽然腹泻可以在任何年龄段发生，但腹泻在儿童中远比成年人多见。

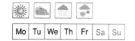

小儿腹泻病

　　腹泻是一种极其常见的病，几乎每个人都有过在儿时甚至成年以后经历腹泻的痛苦记忆。 腹泻也是一种古老的疾病，早在希波克拉底时代就有关于腹泻的描述。 古代医学只能对腹泻进行诸如体液失衡之类的玄虚解释，远未触及疾病本质，现代医学对腹泻病的科学认识则始终伴随着对腹泻相关致病因子识别。 19 世纪中叶，蓝氏贾第鞭毛虫和溶组织阿米巴首先被确定，而后在 19 世纪后半叶，志贺菌和沙门菌被确认，在 20 世纪 60 年代，随着霍乱弧菌被分离纯化，一系列里程碑式的研究工作使腹泻病的发生机制得以阐述清楚，之后不久，许多内毒素性和细胞毒性细菌也被发现，与此同时，许多被认为导致人体腹泻的病毒也被发现，至此有关腹泻的大部分病因已认识得比较清楚了。 虽然腹泻可以在任何年龄段发生，但腹泻在儿童中远比成年人多见。

小儿腹泻病是一组由多病原、多因素引起的以大便次数增多和大便形状改变为特点的消化道综合征，是我国婴幼儿最常见的疾病之一。 在发展中国家，5 岁以下儿童腹泻发生率为每年 3 ~ 7 次/人，而在美国 5 岁以下婴儿和小儿腹泻的发病率仅为每年 0.8 ~ 1.0 次/人，这就提示部分腹泻的发生可能与小儿所处环境的卫生条件有关。

　　就病因而言，可以将引起小儿腹泻的原因分为感染性原因和非感染性原因，感染性因素中又以病毒感染最为多见，在寒冷的季节，婴幼儿的腹泻病例中有 80% 由病毒感染引起。

　　各种病毒侵入肠道后，在小肠绒毛顶端的柱状上皮复制，使细胞发生变性和坏死，致使小肠黏膜吸收水分和电解质的能力受损，肠液在肠腔内大量积聚而引起腹泻。 腹泻发生的同时，小儿还可能伴有呕吐，这样的上吐下泻两面夹击，使小儿同时存在体液丢失与摄入不足，体液总量，尤其是细胞外液的量自然就会减少，导致不同程度的脱水——尿量明显减少、哭闹时没有眼泪、眼窝凹陷、囟门凹陷，甚至休克、死亡。

　　儿童由于体液占体重比例较大、器官功能发育尚未成熟、体液平衡调节功能差等生理特点，容易发生体液平衡失

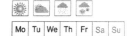

调，如处理不及时或处理不当很可能危及儿童生命。

儿童由于新陈代谢旺盛，对水的相对需求量也大（以 ml/kg 体重计），婴儿每日水的交换量为细胞外液量的 1/2，而成人因为 1/7，故小儿对缺水的耐受力很差，在病理情况下较成人更易发生脱水。 通常轻型的腹泻无脱水及全身中毒症状，多可在数日内痊愈，家长不必太过担心，但重型腹泻如处理不及时就可能有危险了。

兵来将挡，水来土掩，既然腹泻引起的最大问题是脱水，那么核心治疗当然就是补水咯，但怎么补呢？ 这就涉及了小儿疾病治疗当中的一个重要的方法——液体疗法。自 1971 年开始，世界卫生组织（WHO）即推荐所有具有脱水症状的急性腹泻患者用口服补液盐（ORS）来治疗，其作用原理是基于小肠的钠离子-葡萄糖偶联转运吸收机制，当钠离子与葡萄糖同时与位点结合时开始转运，使钠和水的吸收增加。 ORS 疗法经常出现在各类儿科相关的科普文章当中，但有多少人知道 ORS 是如何出现的呢？

口服补液的由来

我们每一个人终其一生大概都会经历腹泻，但现在却甚少有人担心会死于腹泻，现代医学的进步已使我们拥有免于因腹泻而死的恐惧，那些令我们习以为常、卓有成效的治疗手段，容易让我们产生一种这一切均由来已久的错觉，然而事实上仅仅在几十年以前，腹泻导致脱水而致人死亡的情况还是发展中国家非常严重的健康威胁，改变这种糟糕局面的契机，源自于一个异常简单的治疗手段的出现——口服补液。

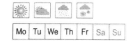

口服补液的由来

我们每一个人终其一生大概都会经历腹泻，但现在却甚少有人担心会死于腹泻，现代医学的进步已使我们拥有免于因腹泻而死的恐惧，那些令我们习以为常、卓有成效的治疗手段，容易让我们产生一种这一切均由来已久的错觉，然而事实上仅仅在几十年以前，腹泻导致脱水而致人死亡的情况还是发展中国家非常严重的健康威胁，改变这种糟糕局面的契机，源自于一个异常简单的治疗手段的出现——口服补液。

很少有人意识到，这种神奇的只需要一定比例的糖、盐还有水的治疗方案的背后，竟然也有许多不为人知的曲折过往。 这个故事的开端，要从 50 多年前一批致力于寻找有效的治疗霍乱样腹泻的年轻研究者说起。

霍乱是一种由霍乱弧菌引起的急性腹泻性疾病，一般无明显腹痛，每日大便数次，甚至难以计量，严重者每天可多达 8000ml 以上。腹泻后还会出现喷射性呕吐，由于严重上吐下泻引起体液与电解质的大量丢失，可迅速导致循环衰竭、血压下降，严重者能在数小时内致人于死地。

近代以来，人类历史上共有数次霍乱的大流行，每次流行均造成大量死亡，如此凶险的疾病，简直就是大自然对人类的一种无情杀戮……受到霍乱袭扰程度最重、时间最长的地区是印度和孟加拉的恒河三角洲地区，人类历史上的历次霍乱大流行大都是从这里传播过去的，有关霍乱的研究也始于此地。

霍乱弧菌的分离最早是在 1883 年由 Robert Koch 和他的同事在加尔各答完成的，这为科学家们终止这一杀戮拉开了序幕。1962 年一批年轻的美国学者来到恒河三角洲，他们决心找到一种治疗霍乱相关腹泻的有效方法，6 年后，他们取得了成功，发明了口服补液这一简单而有效的疗法，据估计，如果口服补液能够得到有效推广，那么仅这一项简单的措施每年就可挽救数百万儿童的性命。

20 世纪上半叶，现代医学关于腹泻的科学研究可以粗略地分为两个分支，其中一支专注于导致腹泻的病原，发展出了抗生素的治疗方法；另一支专注于解决腹泻导致的脱

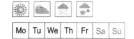

水，发展出了补液疗法。当然，这两者之间的分野并非那么泾渭分明，而是你中有我我中有你。

1950 年瑞典医生 Selander 提倡以胡萝卜汤治疗腹泻，按照 Selander 的说法，"这是一个极其简单而可靠的方法，对小儿急性腹泻的治疗，远胜于迄今之前的一切疗法。"现代人很难相信人类在很长的一段时间里居然对霍乱样腹泻无计可施，不过，面对天灾，人类绝不会坐以待毙，总会自以为是地做一点儿什么，只是很多做法可能比无所作为更糟糕。1972 年 Norman Howard-Jones 将早期人们治疗霍乱的方法描述如下："在 20 世纪之前的整个疾病治疗史上，再也没有比治疗霍乱更加荒诞的篇章了，那基本就是一种善意的杀人。"以现代医学的观点来说，我们不怀疑 Selander 可能会取得部分治疗成功，胡萝卜汤其实不就是某种口服"补液"么？但在当时 Selander 还没有能力阐明口服补液对腹泻有效的机制，而且当时学界对于腹泻的治疗方案也比较混乱，对口服补液可以治疗腹泻这一观念根本不认可，因为当时的医生认为，处于腹泻状态的患儿的胃肠道是不能吸收液体的，因此在治疗过程中需要对其进行禁食以使胃肠道有机会休息和恢复，除禁食以外，当时的治疗措施还包括静脉输液、输血等综合措施……经过这样一番折腾，腹泻的患儿往往需要住院 2 个星期。那个年代的患儿罹患腹泻后的病死率还较高，应该与这种粗糙的治疗手段和禁食导致的营养状态差有关。 总的来说，当时的医生还缺乏对腹泻病人病理生理方面的了解，还不明白水与电解质在人体内的转运途径。

20 世纪 40 年代，耶鲁大学的 Darrow 开创性地进行了有关人体内电解质方面的研究，并在科学界引起了反响，与此同时，腹泻时人体内的病理生理过程也被进一步认知，基于这些研究，Darrow 开始建议通过补充葡萄糖、钾及氯化钠等液体来纠正脱水。 1949 年他在一篇文章中写道："针对腹泻脱水患者的有效补液疗法，应该建立在准确理解人体体液组成成分及其病理变化的基础上"，现在看来这句话平淡无奇，但在当时已是了不起的见识。 医学科学的点滴进步均来之不易，没有任何一项成果是唾手可得的，所有可见的成功，都是无数的科学家死磕的结果。

Darrow 认为，如果不知道人体在腹泻脱水时丢失了哪些成分就盲目治疗是不可取的。 他提出钾、乳酸和葡萄糖口服液，可以帮助病人恢复丢失的水分和电解质，从而避免"长期肠外治疗"。 Darrow 的静脉输液结合口服液体的治疗方案使中至重度脱水婴儿的病死率降至 5% 以下。 18 年后，以 Darrow 的理论和实践为基础，经过改进和规范后的口

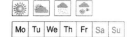

服电解质和葡萄糖溶液就成为了后来广为人知的口服补液疗法。 更重要的是，Darrow 为日后的医学研究奠定了一个基础，即在临床研究阶段，不宜以瞎蒙的方式决定哪种治疗方式最有效。

在 Darrow 之前，其实也有医生凭经验尝试给腹泻病人使用过口服补液，有时候水里加盐，有时候加碳酸氢钠、糖或乳酸，但配比上没个准，治疗效果也就可想而知了。 比如有人摄入的液体里盐与糖的浓度较大，其渗透压比人体液的渗透压还大，那么必然导致其脱水的程度进一步加重，根本达不到补液的效果。 当年的生理学研究成果在临床实践中的应用基本上仅局限于静脉输液疗法，对口服疗法的推动极其有限。

Darrow 的研究所以没能进一步直接导致现代口服补液疗法的出现，也和他的一个错误观念有关，因为他不认为口服补液疗法可以单独作为纠治脱水的良方，而只是静脉输液和恢复饮食之间的一个过渡手段，也就是说，他也没打算发展出一种简单实用适于推广的口服疗法来，以当年腹泻的威胁之广泛，单靠静脉输液救治基本就是杯水车薪，很多地区完全不具备静脉输液的条件。 正所谓行百里者半于九十，末路之难，殊可叹也。

1953 年牛津大学的生理学家 Fisher 和 Parsons 发现了大鼠小肠壁的葡萄糖转运机制，此前的科学家一直认为小肠壁上的许多细胞都是可以让葡萄糖透过的，但他俩的研究推翻了这一观点，他们发现葡萄糖只能通过小肠壁上的少数细胞才能被吸收，而其他细胞不具备这种转运功能，因此他们得出结论，小肠壁上存在允许葡萄糖透过的特殊结合部位——那些允许葡萄糖透过的细胞上存在相应的结合受体——这是阐明补液疗法机制中的一个关键组成部分。 但遗憾的是，这两位研究者均未意识到他们的研究有着巨大的实践价值，作为纯粹的生理学家，他们的研究并没有涉及补液和人体试验。 但他们毕竟深化了 Darrow 的研究，并启发了其他研究者广泛研究肠管内的电解质转运机制，既然葡萄糖的吸收机制有这样的玄妙，电解质的吸收是不是也有其特别之处呢？

　　跟随他们的脚步，生理学家 Riklis 和 Quastel 在 1958 年发表了有关糖吸收的重要结论，葡萄糖的吸收依赖于钠离子通道的存在，他们也开始探索有利于葡萄糖、水和钠吸收的最佳浓度。 随后更多的学者加入到相关研究之中，最终 Schultz、Curran、Zalusky 确立了葡萄糖-钠离子吸收的偶联机制。 最初 Darrow 给患者口服的液体中加入葡萄糖时可并未意识到葡萄糖-钠离子吸收偶联机制的存在，他的本意乃是为患者增加可供吸收的能量物质，可实际上现代口服补液

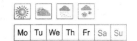
盐中的葡萄糖成分主要是为了促进液体的吸收，而不是提供能量。 一个不提倡用瞎蒙的方式解决临床问题的学者，却歪打正着地蒙对了方向，也算医学史上的黑色幽默吧。

和许多基础医学研究一样，Schultz 等人的研究成果并没有被应用到腹泻的治疗中去。 在 20 世纪 60 年代，生理学家意识到了他们的工作与临床应用之间的脱节，不知道突破口在哪里，但科学家坚信，随着基础医学对体液环境方面机制的透彻了解，在相关领域的诊断与治疗方面必然会有极大的应用价值。 这时，霍乱的第 7 次世界大流行暴发了，几个美国的研究小组分赴埃及、印度、孟加拉国和菲律宾进行研究，这些研究者当中有些人非常年轻，甚至还没有完成住院医师的培训，正是这些人，找到了终结霍乱杀戮的利器，并对腹泻治疗的方式产生了深远的影响。

Phillps 医生对霍乱的研究始自 1947 年，在圣·拉萨医院医院里，应用 Phillps 多年以来总结改进的静脉输液疗法治的霍乱，病死率可低至 3.4%（同时期没有条件接受此种治疗的乡村，病死率则高达 30% ～ 40%）。 在进一步的研究中，Phillps 观察到，当给患者口服电解质液体时，如果加入葡萄糖，会极大地促进钠的吸收，这让 Phillps 非常惊讶，这不正是 Schultz 和 Curran 等科学家在实验室发现的事实么？ 所不同的只是科学家在健康实验动物的肠道发现的这一现象，而 Phillps 则是在霍乱病人身上重现了这一机制。 那么 Phillps 的临床探索是受到了 Schultz 等科学家的启发么？ 医学科学会以这样明晰、线性的路径发展么？

据熟悉 Phillps 及其研究工作的研究者说，他当时是想找到一个可以减少钠但又能保持溶液等渗的方法，他选择葡萄糖只是为了维持液体的摩尔浓度，他的探索是独立进行的，与先前那些生理学家的动物实验并无关系。 进一步的研究证实，对于霍乱患者口服治疗是可行的，今天研究口服补液疗法的学者们仍然钦佩 Phillps 的发现，这一独立发现大大强化了此前动物实验发现葡萄糖-钠离子转运吸收偶联机制的价值，并且推翻了腹泻病人需应用饥饿疗法这一传统观念。 几年以后，已经有学者可以单独使用口服疗法治疗霍乱病人了，即使是对病情很重的病人口服疗法依然有效，有些医生已成功地将静脉输液的比率降低了 80%。

1968 年 4 月，一篇发表在柳叶刀上的文章称："通过口服含有葡萄糖和电解质的液体，可以将成人霍乱患者的静脉输液比率减少 3/4。"至此，口服补液疗法的功效已得到证实，但所有的研究均是在精心控制与检测的条件下进行的，那么这种疗法在那些医疗条件很差、根本没有静脉输液条件

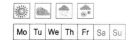

的落后地区还能奏效么？随着后续研究的不断展开，非但证明了口服补液疗法在落后地区治疗霍乱一样有效，同时也证明了这一疗法也可应用于非霍乱样腹泻引起的脱水，随后，这一卓越的疗效也被证明同样适用于儿童患者。

这一主要由美国学者主导的看似平常实则伟大的研究成熟于美国之外，20世纪70年代，当这些学者想将这一成果在美国推广时，却意外遭到了冷遇。因为很多美国医生认为口服补液这种如此简单的疗法不可能有那样卓越的疗效，他们觉得这种疗法仅适用于那些落后的发展中国家，美国可是发达的工业化国家哦，我们有静脉输液！原来主导了医学界诸多进步的美国，也曾经有过盲目迷信输液的历史，这可真够讽刺的。

进入循证医学时代以来，更有力的证据证明，在多数时候（已因脱水出现休克的重症情况时当然必须首选静脉输液），对于腹泻的治疗，口服补液疗法与静脉输液疗法相比，在缩短病程的治疗效果上无显著差异，而且口服补液疗法还可降低不良反应的发生，减少住院时间。

				1	2
3	4	5	6	7	8	9
10	11	12	13	14	15	16
17	18	19	20	21	22	23
24	25	26	27	28	29	30

这条小鱼在乎——先天性心脏病患儿的生之路

且莫说当前最大的问题是她无法筹集到足够的治疗费用——有钱不会拖到现在，就目前病情来看，纵使有足够的钱，其术后的生存机会也极渺茫了——患儿早已错过了最佳的手术时机，此时手术不是救命乃是催命了。可面对一个已经心力憔悴几近崩溃的母亲我该怎么说呢……

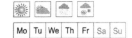

这条小鱼在乎——先天性心脏病患儿的生之路

在所有的外科专业中，都有情感和心理上的挑战，但是先天性心脏外科更有其自身特殊的挑战。目睹发现新生儿患有严重的威胁生命的心脏病是一种心灵震撼。但是，对一部分有相同经历，即没有孩子的夫妇经多年努力终于受孕，忍受着怀孕的压力，然后再面对孩子要经受重大手术，对于他们而言，痛苦是双倍的。一个孩子的死亡是任何人在一生中所面对的最大惨剧。先天性心脏外科医生在职业生涯中，多次目睹并承受着这些言语诉说的真相……

——哈佛大学医学院外科学教授 RICHARD A. JONAS

有关市慈善总会要资助贫困家庭先心病儿童手术的消息一经放出，无论门诊与病房，来咨询的家长明显比平时多了起来。类似的慈善活动一直有一个不成文的规定，那就是有限的善款肯定要集中救治那些相对轻症的，也即能保证救一个活一个的患儿。 在往来咨询的家长中，有相当一部分因不符合相关要求而失望离去，但也有去而复返的，他们总希望抓住这个救命的机会。

我是第二次看到这位母亲了，昨天来过一趟，今天又来了，而且还带着孩子过来了。 她蹲在我们办公室外的宣传板前，从上到下仔细琢磨着每一个字，生怕漏掉一点细节——一个对她们母子来说可能是救命的细节。

"大夫，我们的情况……"

"真的很对不起"，其实同样的话我昨天已经说过一遍了，今天不得不再说一遍，"这是市慈善总会搞的救助贫困先心病患儿的活动，你也看到了，范围只包括七区十二县，你不在这个范围，我们实在无能为力，而且……"，后面的话我却没说。 因为她的孩子还不是一个简单的先天性心脏病，而是一种包括多种解剖学异常的相对复杂的先天性心脏病，其手术死亡率相对较高，整个术前术后的花费能够救活3～4个其他简单类型的先心病患儿（比如室间隔缺损和房间隔缺损手术死亡率几乎为零）。

这样的比较当然是残酷的，然而更为残酷的现实是，中国每年约有20万名先心病患儿出生，其中半数患儿需要手

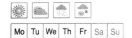

术治疗，但由于各种原因，每年只有 4 万 ~ 5 万名患儿有机会接受手术……最主要的原因当然是贫困。

"大夫，你看我们的孩子还能活多久？"

我知道同样的问题这位母亲极可能已经问过很多医生了，也许她希望能有哪个医生说她的孩子可以不做手术也可以活很久，也许……她将要做一个极艰难的决定。

"那么，别家医院咋说的？"我试探性地问了一句，"啊，孩子 4 岁的时候我们确诊的这个病，当时大夫说我们孩子如果不手术就活不过 3 年，可是他今年已经 8 岁了，就是老说累，总得肺炎。"说罢又眼巴巴地望着我，等着一个不知是喜是忧的结论。

这个 8 岁的孩子，看起来也就是 6 岁的样子，很瘦，颇为显著的是，这个孩子的颜面、口唇都是青紫色的，嘴唇的颜色接近茄子皮。这是因为其右半边心脏里未经氧合的血，不经过肺而直接流到左半边心脏并通过主动脉运往全身各处，因而动脉血里混进了许多还原血红蛋白，产生发绀。根据发绀出现的早晚，可以大致预测出该病人的自然病史。这个孩子是在生后不久就出现了发绀，理论上预后极差，通常活不过 4 ~ 5 个月，活到现在真的已经很不容易了，但看

250

这个孩子现在的状态，他余下的日子已经不多了。

且莫说当前最大的问题是她无法筹集到足够的治疗费用——有钱不会拖到现在，就目前病情来看，纵使有足够的钱，其术后的生存机会也极渺茫了——患儿早已错过了最佳的手术时机，此时手术不是救命乃是催命了。 可面对一个已经心力憔悴几近崩溃的母亲我该怎么说呢……

每年我国都有数万类似的悲剧在不同的家庭中上演，未经治疗的各种先天性心脏病婴儿中约13% 于1岁内死亡。遗憾的是，人类现在还没有完全破解先心病的成因，可能与子宫内感染（如科萨奇病毒）、孕妇服用抗癌药、酗酒等有关，因此加强对孕妇的保健，避免与发病有关的一些高危因素也就是每一对夫妻唯一能做的对预防小儿先心病有意义的事了。

区区几万元和一个孩子的一生相比似乎显得无足轻重，但就是这几万元却成了制约某些孩子及时接受治疗最关键因素，而且在孩子死亡之前反复发生的并发症的治疗费用也使得原本贫困的家庭雪上加霜。 如果你在网上以"先心病"为关键词进行搜索，就会发现很多城市都有慈善机构为救助这些可怜的孩子和家庭慷慨解囊，然而面对人数众多的贫困先心病患儿，有限的善款常显得力不从心，杯水车薪的善举

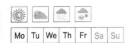

又有谁会在乎呢？

　　我们只好用那个著名的故事来自我安慰，我们救不了所有搁浅在沙滩的小鱼，但是我们可以俯身将这些身边的、脚下的小鱼带回大海，使它们免于在绝望中干渴而死，至少，这条小鱼在乎。

心脏移植亲历记

吻合接近完成时，我再次被换下。 这时已近凌晨 4 点。
我不想看后面的步骤了，匆忙离开医院。 凌晨 4 点首尔
的街，空气清冷。 已经是岁末，我开始怀疑，春天是不
是真的会在严冬过后如约而至。 那个女孩的生命结束
了，但是她那颗健康的心脏能换回久病男孩生命的春天
么？ 她的肝脏和肾脏又将救活谁呢？

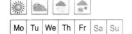

心脏移植亲历记

在首尔研修期间，作为一个初学者，我见识了不少让我记忆深刻的场面。 初到此地时，就被一次由世宗病院主办的心脏病理学会中展示的上百个儿童心脏标本给震住了，其中每一种畸形都有好几个代表性的心脏，可以供参加学习的医生仔细观察、研究。 当然，每一个标本的背后，都有一个让人黯然神伤的故事，在一次酒后，一位世宗病院的医生告诉我，那些标本采集自18年前，当时韩国的心脏外科死亡率还较高，但他也不清楚是如何说服患儿的父母同意捐出心脏的。 不久前，我又在这里参加了人生第一台移植手术。

心脏，从女孩到男孩

当晚6点多，我正在首尔大学医院的图书馆看书。 M

发来短信：你能参加手术么？ 我起身出来，打电话问是什么手术？ 他告诉我是"移植"。 我立即赶往手术室。

　　将近 8 时许，手术间里推进一个带着气管插管的"小女孩"，皮肤颜色尚正常。 我有点不愿意相信她已脑死亡。 但很快手术就开始了。 腹部组先动手，开腹完成之后，我和 M 准备上台。 我戴上手术眼镜，刷手，穿衣，心中五味杂陈，脑中一片空白。 M 开胸的速度比平时麻利许多，当摇摆锯劈开胸骨的瞬间，我忽然意识到这是我见过的最大的手术切口，可以同时看到胸腔里跳动的心脏和腹部的肝脏肠管。 对心脏及大血管进行必要的游离之后，我和 M 撤下，应由腹部组先取肝脏和肾之后我们再接着取心脏。

　　我脱掉手术服，心中只是念叨，不想亲眼看到这个跳动的心脏从这个女孩的胸膛里取出——那是一颗健康的心脏，至少现在看来搏动有力而且规律。 恰好，这时 K 过来叫我参加另一间手术室的工作。

　　在这里，患者已经做好准备。 他是个男孩，被心肌病折磨得骨瘦如柴。 打开胸腔后，我见到了他病态的心脏，跳动得有气无力，如一台年久失修行将报废的发动机。 主刀 L 上台，我则退到二助的位置。 这期间，M 已经完成了

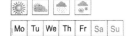
供体心脏的切取，现在在对心脏和大血管断端做必要的修剪。得知这一点，我忽然感到一阵庆幸——终于躲开了那颗心脏从女孩的胸腔里取出的瞬间。不过，我脑子里却反复出现这样的愚蠢问题：她现在怎么样了？心脏都已经挪到另一个手术间了，还能怎么样……你这个白痴，不要想了，不要想了，不要想了……

手术台上，L剔掉了男孩胸腔里病态的心脏，我和K被其他医生替换下来。这时已经过了12点，我才抽空吃了点饭。手术室里，工作依然在继续，心脏的吻合已近完成一半。不久，M示意我上台。我不得不进第一间手术室取眼镜。那个女孩已经离开了手术台，静静地躺在病床上，没有氧气，没有监护，没有各种管子……天堂里已经不需要这些了。她头上套着头套，身上盖着洁白的布单，我匆匆走出，听到两个护士重重地叹息。

吻合接近完成时，我再次被换下。这时已近凌晨4点。我不想看后面的步骤了，匆忙离开医院。凌晨4点首尔的街，空气清冷。已经是岁末，我开始怀疑，春天是不是真的会在严冬过后如约而至。那个女孩的生命结束了，但是她那颗健康的心脏能换回久病男孩生命的春天么？她的肝脏和肾脏又将救活谁呢？

256

伦理问题相当棘手

我部分参与了这个手术，但实际上和整台手术关系不大，女孩男孩我都不认识。患者只有一个。作为医生，我本该多想想那个男孩的问题。可我总忍不住想到女孩：她是怎么死的，医生如何说服她的父母，面对丧女之痛，为人父母者又如何作出同意捐献的决定……

第一例人体心脏移植于 1967 年由南非医生巴纳德完成。文献记载，供体为一个因车祸导致脑死亡的年轻女孩。巴纳德对女孩的父亲说："我们这有个濒危的男人，如果您授权我们使用您女儿的心脏，我们将可能挽救他的生命。"父亲的回答很简单："如果你们没能救活我的女儿，那么就试试挽救这个男人吧。"

如今，在一些国家，心脏移植业已成为常规手术。截至 2008 年 6 月，全球已经完成心脏移植 84 740 例。但手术效果远非完美，心脏移植后 1 年、3 年、5 年、10 年生存率分别为 82%、75%、69%、51%，而 15 年、20 年生存率则只有 34% 和 22% ……

几乎所有的器官移植都面临着供体严重不足的问题，在

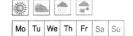

生前签署文件同意死后捐献器官的人少之又少。 儿童心脏
移植面对的问题则更为严重。 我只是在这样一台手术中打
了回酱油，就受到了巨大的心理刺激，那些刚刚经历失去至
亲之痛的父母，又怎么会轻易同意呢？

为解决这一矛盾，目前科学家主要集中在如下两个领域
寻找出路：其一是人工心脏，指在解剖学上和生理学上能完
全代行自然心脏的机械装置。 不过，心脏毕竟是个复杂的
器官，自然界花了千百万年才使心脏达到最佳状态，人工心
脏虽已在部分发达国家进入临床应用阶段，但效果远远还未
达到理想状态。 其二是借助多能干细胞，通过组织工程技
术产生心脏一类的器官以供移植。 如能获得成功，确实将
是人类之福，只是这项探索又会引发新的更复杂的伦理学困
惑——人作为一个独立的个体是从什么时间开始的？ 他应
从何时具有人的尊严？ 他应从何时受到社会的尊重？ 人的
存在是一个独立的个体，能够作为他人的用具或器官工
厂么？

此外，还有人另辟蹊径，将人类某种蛋白插入猪的基因
组，培养出不产生排斥反应的猪，可有多少人愿意体内进入
一颗"猪"的心脏？ 另外异种移植也同样存在严重的伦理
学问题，它还可能将动物的疾病传染给人类，对公共卫生产

生潜在的威胁。

　　最终的出路到底在哪里，也许我们还得等很久，而在供体紧缺的问题彻底得到解决之前，法规的建设、观念的改变就显得较为重要了。

医生爸爸的**365**夜。

January
Su	Mo	Tu	We	Th	Fr	Sa
31					1	2
3	4	5	6	7	8	9
10	11	12	13	14	15	16
17	18	19	20	21	22	23
24	25	26	27	28	29	30

February
Su	Mo	Tu	We	Th	Fr	Sa
	1	2	3	4	5	
7	8	9	10	11	12	
14	15	16	17	18	19	
21	22	23	24	25	26	
28	29					

March
Su	Mo	Tu	We	Th	Fr	Sa
	1	2	3	4	5	
6	7	8	9	10	11	12
13	14	15	16	17	18	19
20	21	22	23	24	25	26
27	28	29	30	31		

April
Su	Mo	Tu	We	Th	Fr	Sa
					1	2
3	4	5	6	7	8	9
10	11	12	13	14	15	16
17	18	19	20	21	22	23
24	25	26	27	28	29	30

May
Su	Mo	Tu	We	Th	Fr	Sa
1	2	3	4	5	6	7
8	9	10	11	12	13	
15	16	17	18	19	20	
22	23	24	25	26	27	
29	30	31				

June
Su	Mo	Tu	We	Th	Fr	Sa
			1	2	3	4
5	6	7	8	9	10	
12	13	14	15	16	17	
19	20	21	22	23	24	
26	27	28	29	30		

July
Su	Mo	Tu	We	Th	Fr	Sa
31					1	2
3	4	5	6	7	8	9
10	11	12	13	14	15	16
17	18	19	20	21	22	23
24	25	26	27	28	29	30

August
Su	Mo	Tu	We	Th	Fr	Sa
	1	2	3	4	5	6
7	8	9	10	11	12	
14	15	16	17	18	19	
21	22	23	24	25	26	
28	29	30	31			

September
Su	Mo	Tu	We	Th	Fr	Sa
				1	2	
4	5	6	7	8	9	
11	12	13	14	15	16	
18	19	20	21	22	23	
25	26	27	28	29	30	

October
Su	Mo	Tu	We	Th	Fr	Sa
30	31					
2	3	4	5	6	7	
9	10	11	12	13	14	15
16	17	18	19	20	21	
23	24	25	26	27	28	29

November
Su	Mo	Tu	We	Th	Fr	Sa
		1	2	3	4	5
6	7	8	9	10	11	12
13	14	15	16	17	18	
20	21	22	23	24	25	
27	28	29	30			

December
Su	Mo	Tu	We	Th	Fr	Sa
				1	2	
4	5	6	7	8	9	10
11	12	13	14	15	16	
18	19	20	21	22	23	
25	26	27	28	29	30	31

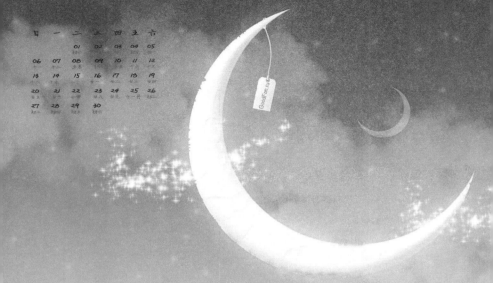

日	一	二	三	四	五	六
		01	02	03	04	05
06	07	08	09	10	11	12
13	14	15	16	17	18	19
20	21	22	23	24	25	26
27	28	29	30			

剖心启示录

美国成为了心脏外科创始阶段的最前沿阵地，其原因固然
有好多，但这些在关键时段勇于奉献的家长，不应被后人
忘记。 也许他们深深懂得丧子之痛的痛楚，才比别人更
希望可以通过医学的进步使别的家庭免于这种悲剧的袭
击，"因为懂得，所以慈悲"，就是为这些父母最好的注
脚吧。

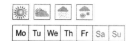

剖心启示录

纣愈淫乱不止。微子数谏不听，乃与大师、少师谋，遂去。比干曰："为人臣者，不得不以死争。"乃强谏纣。纣怒曰："吾闻圣人心有七窍。"剖比干，观其心。

——《史记·殷本纪》

韩国首尔，韩国世宗病院，大会议室。

200多枚经过福尔马林浸泡过的心脏，分别装在几十个塑料大盒子里分列在两大排桌子上，学员们戴着手套和围裙，仔细研究着各自眼前的心脏标本，不时地与附近的同道低声交流着什么，有几位年纪稍长教师模样的人，来回巡视着，遇有提问便手把手地"拆解"心脏的各个部分，仔细讲解该标本的特征、所属病种及当时可能的手术操作。

262

那些心脏标本的主人都已经去了天堂，没有人知道他们生前的音容笑貌——至少参加这个研讨会的学员们肯定都不知道。

我曾经在一次聚餐酒后非常谦恭地请教韩国世宗病院的李哲医生："你们是怎么在手术失败患儿死亡之后，还能说服家属将患儿进行解剖，并捐出心脏呢？"每个月的首尔心脏外科医生月例会之后，都要聚餐吃烤肉喝清酒，酒后话匣子自然也就打开了，但对于这个问题，李哲其实也没给我解释清楚："啊呀，这个这个确实不太好开口啊，想当初我们的心脏手术死亡率还比较高……"

不要以为上述场景是医学院校的常规教学场景，事实上至少在我国的医学院校中，并没有任何一家医院拥有200枚以上的人类先天性心脏病的心脏标本，不少国内的年轻心脏外科医生只能在手术台上获取有限的经验，缓慢地进步。

尴尬的是，中国很多心脏外科手术中心的手术例数都远远多于世宗病院，但却没有哪家医院可以举办这么大规模的、针对低年资心脏外科医生的病理研讨会。

任何国家和地区医学事业的发展和进步都是需要付出极大代价的，开展心脏外科这种极富挑战的手术所需要的代价

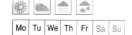

更大，对失败的病例进行尸体解剖总结经验教训，无疑是使代价降低的有效手段之一。

绝少有人知道，在 60 多年前心脏外科创始阶段人类曾付出过多么惨重的代价，对于知晓这段历史的人来说，用"触目惊心"来形容似乎都算蹩脚的。我在医学史科普读物《心外传奇》中展示了这一段历史，从目前读者的反馈中来看，所有的读者都对那些心脏外科创始阶段的伟大医生印象深刻，为他们的努力和付出而感慨万端。

但有多少人会记住书中那些为推动医学进步，而愿意让自己的至亲在死后接受尸体解剖的人呢？

"1777 年，荷兰医生 Eduardus Sandifort 就描述了这样一个病例，解剖结果显示，其心脏有严重的畸形。该病人在刚出生时状态还好，而后就渐渐出现了口唇青紫，容易疲劳等一系列症状，最后于 12 岁半时，走到了生命的尽头。这个病例报道的特别之处在于，在世人均视尸体解剖为大忌的当时，这个孩子的家长非但主动要求医生对这个孩子的尸体予以解剖，并要求将整个结果和发病过程公之于世，希望能让更多的医生认识到这种疾病，对医学的发展有所推动。"

非常遗憾的是，我没能找到这个病人及其家长的名字，要知道这个患儿所患的心脏疾病，能够得到初步解决的时候，也已经是 167 年之后的事了。 这得是多么具有远见卓识和慈悲心的家长，才会在刚刚经历巨大的丧子之痛后，还能要求医生为这个孩子的尸体做解剖？ 当这个父亲抑或是母亲在垂死之时，仍未见到夺去爱子性命的疾病被征服，他又是何感想呢？ 他是否会为自己当初的决定感到后悔？ 或者他仍坚信这一番付出一定会有回报，人类迟早会攻克这一疾病？

这个被历史淹没了名字的家长，没能看到心脏外科的创始发展及成熟，他更加不会想到，200 多年以后，有一位中国人仍对他当年的义举念念不忘，并把他的事迹写进了一本书里。

这个细节不过是全书有关心脏解剖方面诸多案例中的一个，虽然这部分内容在全书十万字当中所占的篇幅并不是很大，但如缺少了这部分，则好比一列火车少了各个车厢之间的挂钩……心脏外科领域的每一次重大技术进步，都有若干大名鼎鼎的外科医生的名字被写进医学史，但我们不要忘记为这些技术进步作出重大牺牲，付出过生命代价的人们——尤其是那些死后亦将尸体留作解剖，心脏被制成标本的人们。

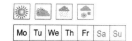

如果是你，在刚刚经历过失去孩子的巨大痛苦，又被医生要求尸体解剖，你会作何反应？

"您不是说手术很成功？ 为什么 Gregory 还是离开了我们？"

"只有一个办法能让我确切地知道 Gregory 的死因到底是什么，可是你们能允许我对 Gregory 进行尸体解剖么？只有这样，相信我，只有这样，才能让 Gregory 的死有价值，通过对他的解剖，我们将能发现极重要的问题，换句话说……他的死必将换来其他患儿的新生。"

上述对话发生在 1954 年的美国明尼苏达大学医院，不久 Gregory 所患的那种先天性心脏病就彻底臣服在人类的脚下，无法在肆意践踏患儿的生命了。 美国成为了心脏外科创始阶段的最前沿阵地，其原因固然有好多，但这些在关键时段勇于奉献的家长，不应被后人忘记。 也许他们深深懂得丧子之痛的痛楚，才比别人更希望可以通过医学的进步使别的家庭免于这种悲剧的袭击，"因为懂得，所以慈悲"，就是为这些父母最好的注脚吧。

注*：韩国世宗病院，心血管疾病专科医院，私立。

小儿得了恶性肿瘤就必死无疑么

慈幼为怀也许是人类的本能天性，即使在动物界爱护幼崽也是常见的维系种群延续的策略，但动物难逃自然界弱肉强食的法则，在重大疾病面前也没有抵抗能力，只能任由死神蹂躏。 在现代医学出现之前的相当长的一段岁月里，人类在面对疾病时的情况也比动物强不到哪里去。

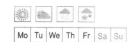

小儿得了恶性肿瘤就必死无疑么

　　慈幼为怀也许是人类的本能天性，即使在动物界爱护幼崽也是常见的维系种群延续的策略，但动物难逃自然界弱肉强食的法则，在重大疾病面前也没有抵抗能力，只能任由死神蹂躏。

　　在现代医学出现之前的相当长的一段岁月里，人类在面对疾病时的情况也比动物强不到哪里去，科学家根据人类学和考古学资料汇编出的有限信息，清楚地揭示了人类从一开始就必须与极高的死亡率作斗争的惨烈事实，彼时至少有20% 乃至可能更多的婴儿死于 1 岁前，大多数婴儿只有不到50% 的机会能生存到成年期。

　　现在，环顾我们周围，婴儿之死亡显然已经不太常见了，因为进入 20 世纪以来，母婴保健方面有了显著进步，尤其是随着感染性疾病的病死率下降和先天性畸形的治愈率上升，婴儿死亡率已大大下降，但有一类疾病却犹如梦魇一般渐渐浮现，成为小儿死亡的主要原因之一（仅次于意外伤亡，达第 2 位），这便是小儿的恶性肿瘤。

微博上经常有关于小儿恶性肿瘤方面的医疗求助，由于图片中的孩子多数很惨，有的甚至已被疾病折磨的面目全非，每每使得很多网友同情心泛滥，于是广泛转发。 对此，多数和我一样的专业人士往往并不认可，这类疾病除了走正规途径逐级转诊以外，别无良策，尤其是网上的信息鱼目混珠，无良骗子夹杂其间，在病急乱投医的情况下，上网求助无非是给自己敞开了一扇上当受骗的大门。 这样的教训比比皆是，如果仅是破财也就罢了，贻误了治疗时机，一条本可有救的小生命也许就没了。

恶性肿瘤其实是一种古老的疾病，至少可追溯到 3000 年前，现代医学认为肿瘤是一种细胞的异常增生，它可以不受控制地生长繁殖，并侵犯正常组织并转移到远处的组织器官，最后置人于死地。 成年人的恶性肿瘤多为胃癌、乳腺癌、胰腺癌、直肠癌等，小儿的恶性肿瘤（也即癌症）却与成人明显不同，多为肾母细胞瘤（旧称 Wilms 瘤，是小儿最常见的腹部恶性肿瘤，1899 年德国医师 Wilms 首先报道此病，遂以其姓氏命名）、神经母细胞瘤、视网膜母细胞瘤、

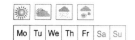

恶性畸胎瘤，成年人最常见的恶性肿瘤在小儿中仅占很小的一部分。

世界卫生组织对于癌症的预防，曾提出三个三分之一的概念，即三分之一是可以避免发生的，如通过改变饮食习惯、环境卫生等途径来获得；三分之一可以通过早期诊断和治疗而获得满意效果的；最后三分之一虽发现已晚，但还是可以通过积极的医疗救护而延长存活时间……但非常遗憾的是，对于小儿恶性肿瘤来说，由于多数属于胚胎性肿瘤，几乎难以找到避免发生的途径，因此早期诊断和治疗就显得特别的重要了。现在世界上好多肿瘤中心的肿瘤患儿存活率都有提高，主要是这个原因。

还好，早期发现小儿恶性肿瘤的方法并不难，如果能定期地对小儿进行健康体检，那么早期恶性肿瘤的发现率可以大大提高。重要的是，当小儿的肿瘤小而且局限时，被治愈的可能性最大，因此早期发现为控制病变提供了最好的机会。有必要提醒的是，小儿肿瘤的预后与年龄因素和疾病期密切相关，比如畸胎瘤在 1 岁以内发现多数为良性，随小儿年龄增长，恶性率就逐渐增高，由此可见早期发现的重要性。

临床上偶尔会遇到一旦确诊为肿瘤后便放弃治疗的情

景，有时甚至良恶性都未明，殊为可惜。 这也许和大部分
家长对小儿恶性肿瘤的认识存在误区有关，因为在这些家长
看来，小儿得了恶性肿瘤就必死无疑，治疗也是人财两空，
故索性等死好了。

相比于普通的良性疾病，虽然有些小儿恶性肿瘤预后不
佳，但也绝不是根本没有生存机会，拼一下可能就是一线生
机，直接放弃则只有死路一条了。 以恶性程度很高的肾母
细胞瘤为例，过去的治疗手段有限，目的仅仅为延长患儿的
生命，而现在的早期病例存活率已达 90% 以上，使恶性肿瘤
获得根治的希望其实已成为现实。

但对于这类疾病的治疗当然不像普通的腹泻或者肺炎那
么简单，还是需要所谓的四大疗法，即外科手术、化学药物
疗法、放射疗法、免疫疗法。 对于医生来说，对小儿恶性
肿瘤的治疗方案，特别要考虑到既要挽救生命，又要保护正
常生长和发育能力，整个治疗过程无论对患儿还是对家长都
是一个极大的考验和折磨，但一旦将患儿从癌魔手中夺回，
成就的就是他的一生，因此，在条件允许的情况下，对小儿
肿瘤患者无论是早期还是晚期，都应该始终抱有积极乐观的
态度，不到万不得已，不要轻言放弃。

还有一点需要提醒读者的是，能够对小儿恶性肿瘤进行

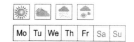

规范综合治疗的医院确实不多，很多医院在确诊之后便建议患儿转入上级医院，此时，一定要与主治医师沟通清楚，希望在其指导下转入合适的医疗机构进行救治，上网求助乃是下下之策，网上那些乱七八糟的建议，不见得比你眼前的主治医生更有价值。

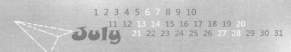

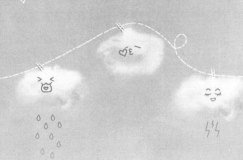

小儿白血病不是不治之症

白血病是 1845 年由两位独立的观察者确定的一种新疾病，但显然这种病不可能是 1845 年才出现，因为之前就有一些病例的报告，其症状描述和白血病相符。 考虑到当时的历史环境，不断出现的感染性疾病和各种慢性疾病占据了医学界大部分资源，这种并不常见的病能够被识别出来，实在是一件很了不起的事。

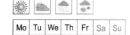

小儿白血病不是不治之症

　　在多数人的概念里，恶性肿瘤是看得见摸得着的肿块，其实不尽如此，比如造血系统的恶性肿瘤——白血病就不是这种情况。白血病常被称作血癌，是造血组织中某一血细胞系统过度增生，浸润到各组织和器官，从而引起一系列临床表现的恶性血液病。据调查，我国＜10岁小儿白血病发生率为 3/10 万 ~ 4/10 万，是我国最常见的小儿恶性肿瘤。十万分之几，这个概率确实不高，我很希望我的读者中，无人遭遇这种不幸，但人类对这一疾病的认识过程非常有趣，我们不妨一起了解一下，这对了解现代医学的进步与局限，当是大有裨益，对为人父母者来说，尤其如此。

　　白血病是 1845 年由两位独立的观察者确定的一种新疾病，但显然这种病不可能是 1845 年才出现，因为之前就有一些病例的报告，其症状描述和白血病相符。考虑到当时

的历史环境，不断出现的感染性疾病和各种慢性疾病占据了
医学界大部分资源，这种并不常见的病能够被识别出来，实
在是一件很了不起的事。 但在 19 世纪，医学界对白血病基
本上没有什么治疗手段，在白血病被识别后的 50 年间，这
种病被普遍认为是一种慢性病，医生能够使用的药物也很
有限。

　　1865 年时一位德国医生使用三氧化二砷（就是砒霜啦）
来治疗一位患有白血病的妇女，后来这位病人暂时性地恢复
了健康，结果砷制剂也就成为了第一种有助于治疗某些类型
白血病的药物。 20 世纪 40 年代时美国医生 Sidney Farber
决心向小儿白血病发起挑战，但在最初却出现了一个可怕的
错误。 当时已经有科学家发现，如果为营养缺乏的病人摄
入叶酸，则可以让他们恢复正常的造血，Farber 猜想如果让
白血病患儿服用叶酸，是否可以让他们的血液恢复正常呢？
顺着这一思路，他在获得了一些人工合成的叶酸之后，招募
了一批白血病患儿开始试验，但在随后的几个月里，Farber
发现叶酸非但没有阻止白血病的发展，反而加速了白血病的
恶化，加速了患儿的死亡，这让当时的医生大为愤怒。 但
Farber 却很快在这次惨败中发现了重要线索——既然叶酸能
促进小儿白血病的恶化，那么如果反其道而行之，比如设计
出一种叶酸的拮抗剂，能否阻遏白血病的进展呢？ 正是这

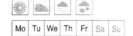

一思路，成就了经典化疗药物甲氨蝶呤。 Farber 应用该药治疗白血病取得了相当大的成功，之后医药界又进行了大量研究，寻求治疗白血病更有效的新药，其成果是，到了 20 世纪 80 年代后期，在治疗白血病方面已研制出一系列药物，这些药物常被联合使用以达到并维持白血病的缓解。

在这个过程中，我国学者亦作出了巨大贡献，哈医大张亭栋受民间一偏方启发（张的灵感与那位德国医生无关）开始研究三氧化二砷治疗白血病，后来同一研究领域的上海第二医科大学、上海血液学研究所王振义教授和他的团队邀请张亭栋前往合作攻关。 张亭栋等人发现了三氧化二砷可以治疗白血病，而王振义等科学家发现砷剂治疗白血病的机制。 1996 年 12 月，全美血液学大会在美国召开，张亭栋和时任上海血液学研究所所长的陈竺受邀参加。 陈竺发言时详细介绍了砷剂治疗复发的白血病 15 例，其中 14 例获得完全缓解，当时，会场轰动了。 1998 年之后，国际医学界广为接受三氧化二砷对急性早幼粒细胞白血病具有治疗作用。从此，人们在对付白血病的战斗中又多了一件有力的武器。

正是由于众多学者的不懈努力，小儿白血病的治疗效果不断改善，早已不再被认为是不治之症了，以急性淋巴细胞白血病为例，该病的 5 年无病生存率已达 75% ～ 88%，相比于一百多年前只能等死的惨状，今天的进步是令人惊叹的。当年的一位研究者 Vichow 在 1958 年时曾这样写道："我无论如何都不希望白血病是完全无法医治的，相反，我希望最终有一天，我们能找到它的治疗方法。"而今，我们有理由相信前人的愿望终将实现。

不过，说了这么多，有没有办法让小儿绝对不得白血病呢？ 我不得不遗憾地告诉各位，暂时还没有这种办法，因为现阶段，白血病的病因尚未完全阐明，绝大多数白血病患儿找不到明确的诱因，但比较确切的我们可以尽量避免的危险因素还是有必要知道的——电离辐射（各种谣言中经常出现的微波炉、电视、电脑、手机之类的辐射不属此类，不必担心）。 因为小儿对电离辐射敏感，在曾经接受过放射治疗胸腺肥大的小儿中，白血病发生率较正常小儿高 10 倍，妊娠期女性照射腹部后，其新生儿的白血病发病率比未经照射者高 17.4 倍。 另外一些化学因素也可以诱发白血病，比如苯及其衍生物、氯霉素、保泰松、乙双吗啉和细胞毒药物。

如果人们能够发现到底哪些患儿存在白血病的易感因素，从而予以特别保护当然是最理想不过了，毕竟当年在日本广岛和长崎遭受核爆炸辐射的 183 000 人中，总共只发现

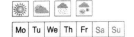
了 250 例白血病，这便暗示了存在个体易感性的可能。　可惜目前还做不到，那么做到尽量远离已明确的危险因素也就可以了，其余的事，既然不可知不可控，也就不必杞人忧天，否则时时小心处处在意，每日的担惊受怕，日子就不用过了。

1 2 3 4 5 6 7 8 9 10 11 12 13 14 15 16 17
18 19 20 21 22 23 24 25 26 27 28 29 30 31

折翼天使，谁来决定你的生死

很显然，在特别极端的案例中，通常不会有太大争议，比如一个仅仅是唇裂畸形的患儿若被家长抛弃荒野，恐怕会遭到一致的谴责，相反的情形是，一个有多发严重畸形的患儿，即使救活，其预后也将是完全痛苦而悲惨的生活，这种情形之下的放弃治疗，就可能会获得多数舆论的支持。但介于这两者之间的大量中等程度的畸形，如何选择才是对的，就很难说了。别人又何以有资格慷他人之慨呢？

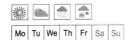

折翼天使，谁来决定你的生死

通常当我决定写一篇文章的时候，我已对文章要讨论的问题思考过很久并在心里已经有答案了，在绝大多数时候，面对一些无解的难题我至少知道什么是对的什么是错的，所谓无解只是由于现实因素我们无法坚持对的抵制错的。但这篇文章却是个例外，因为我连什么是对什么是错也不知道了。更可笑的是，这个问题我已经思考了九年，所以今天要把想过的一些东西写出来，目的不是给出一个结论，而是要甩掉一个包袱。

十年前，我研究生毕业，拿到一个在当年已经没什么含金量的外科学（方向是普外科）硕士学位，我自信经过数年的学习和专业训练我已可以胜任一个普外科住院医生的工作，不过遗憾的是我没有找到心仪的医院，在走投无路又急于找工作的情况下在儿童医院做了一名儿外科医生。当时医院缺人缺到什么程度呢，在我夜班出门诊的情况下，一旦收入院需要手术的患儿，我还得先回病房参与手术，同时告诉门诊内科的同事，先帮我顶一会儿，做完手术就回来。

我记得是一个秋天的晚上，几个家长抱来一个新生儿，状态已经不太好了，我还在查体的过程中，其中一个家长让我接听电话。中国的事情，大家懂的，在这所本省唯一一所专业的儿童医院，拐弯抹角的，他们总能找到熟人，电话的另一头，是本院的一个谁谁，让我关照云云，我刚上班不久，其实根本不知道这个所谓的同事是谁，只是答应着一定照顾到，就让家长拿开了电话。诊断并不复杂，肛门闭锁，需要急诊手术，我开了入院单给家长，并简单交代了预后，详细的问题告诉家长住院以后再谈，现在先去办住院手续，否则孩子有危险。家长答应着说马上去办，就离开了诊室。我随后又接诊了几个患儿，时间已过去近一个小时，我估摸着这会儿术前准备都完事儿了，就跟门诊的内科同事打个招呼，说我去做个肛门闭锁的手术，先帮我顶一阵子，拜托了。结果，等我一路小跑着到了外科楼，问刚才我收那个肛门闭锁的孩子呢？病房里上级医生一脸无奈地说，办了住院手续，交代完病情之后就退院走了，家长放弃治疗了。

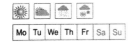

肛门闭锁是先天性肛门直肠畸形的一种，肛门直肠畸形占消化道畸形的第 1 位，在我国发病率约 2.81/万，像前面提到的那个孩子的情况，经过手术之后可获存活，但手术后可能会有大便失禁等排便功能障碍，生活质量比正常人要差一些。

我们都知生命神圣，那么，不完美的生命也一样神圣吗？ 在面对有致命畸形的患儿时，外科医生自然有一种尽力挽救其生命的使命感，但同时又必须考虑到患儿获救后的生活质量及家长的自主权。 按照现代医学伦理学的要求，每一个意识正常的成人对自己的身体应做什么拥有决定权，手术需签署知情同意书，但在小儿外科出现以后，新的问题也随之出现，小儿的自主权完全由成人来替代行使，那么，谁能保证该成人的决定一定是符合患儿利益的？

若干年前，国内发生过几起类似病情引起舆论关注的事件，喧嚣过后，一切如旧。 那么，我们究竟应该如何看待这样的事件。 毫无疑问，在这方面，法律是滞后的，但在纯粹的道德层面，究竟哪种选择才是对的，我们真的说得清楚吗？

在古希腊，柏拉图和亚里士多德分别提倡过杀死有缺陷的新生儿，在古罗马，长相怪异的婴儿会被遗弃，甚至直到不算太远的近代，杀婴还是一些国家控制人口的常规手段，在这些语境中，杀婴与杀人似乎是不同的。

然而，人类的道德标准不是一成不变的，1870 年，世界上最早的"婴儿生命保护社团"建立，该组织的成立旨在避免一些父母凭借各种人身保险政策通过孩子的死亡获取保险金。 进入工业时代以来的文明社会开始意识到它们有义务保护人类家庭中最脆弱的成员，有些国家的司法部门提出了一个新观点：有缺陷的新生儿被认为是有残疾的公民，他们遭受的歧视侵害了其公民权利。

　　很显然，在特别极端的案例中，通常不会有太大争议，比如一个仅仅是唇裂畸形的患儿若被家长抛弃荒野，恐怕会遭到一致的谴责，相反的情形是，一个有多发严重畸形的患儿，即使救活，其预后也将是完全痛苦而悲惨的生活，这种情形之下的放弃治疗，就可能会获得多数舆论的支持。 但介于这两者之间的大量中等程度的畸形，如何选择才是对的，就很难说了。

　　在发达国家，儿科伦理领域占据上风的是"利益最大化"原则，主张医生应为患者创造最大的利益，以保障残障患儿的生命不被低估，其主要特征是，以患儿为中心，完全不考虑患儿残障的生命对其他人（父母及社会）的影响。但反对者认为，婴儿的利益是未知的，事实上也不存在抽象的婴儿利益最大化，婴儿利益的实现本身也需依赖家庭，不

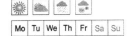

能总是强调家庭有义务为患儿提供必要的支持，而无视家庭应有为患儿作出重要决定的权利，因为毕竟在作出任何医疗决策之后，其后果也只有该家庭承担。 那么，别人又何以有资格慷他人之慨呢？ 在讨论患儿利益最大化这一原则时，若将其家庭因素排除在外，实在与保障患儿权益这一核心目标南辕北辙。

就目前的情况而言，一个不完美的生命若出生在发达国家，其存活的概率显然会大于同等情况下出生于欠发达国家，那些经过积极救治而保存下来的生命，有相当一部分都过着有意义的人生。 毫无疑问的是，没有任何一个婴儿会因为不曾生存而受益，否则杀婴就是善举了，而那些因遭遇严重畸形儿不得不放弃治疗的，只能被视为止损。 不愿承担照料一个严重残疾的孩子所带来的负担的家庭，不见得是自私，只是比较现实罢了。

儿外科医生显然要比其他同道面对更多的"完美或死亡"的抉择，基于立场的不同，我们的价值观可能会与部分家长有冲突，但我们除了坦诚地向家长提供尽可能准确的预后信息（基于当前医疗水平的判断很可能是不准确的，比如唐氏综合征病人在 1983 年平均死亡年龄是 25 岁，而在 1997年已提高至 49 岁）外，实在也无能为力。

小孩儿你连腰都没有，腰痛什么

对待孩子的小小不适，我的主张是"宁枉勿纵"，如果最后证明没事，那就当解除了心疑暗鬼，如果真的发现了必须要解决的重大问题，那可就是改写了孩子的一生。 毕竟，现代的人类文明，不允许我们轻易放弃任何一个生命。

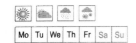

小孩儿你连腰都没有,腰痛什么

我们小时候掌握母语的过程,是从模仿大人说话开始的,无论是"爸爸"、"妈妈",还是其他语言,都是在我们听到大人怎么说之后才学会的,因为这一过程无比自然,因此好多人会在长大以后学外语遇到困难时,忘记了其实母语的掌握也不是一蹴而就的,仅就模仿大人说话而言,我们就不是哪一次都那么顺利,比如我们在儿时听到大人抱怨"哎呀,我腰好痛"的时候,如果我们也跟着喊"腰痛",就可能招致大人玩笑似地奚落"你也腰痛? 你有腰吗?"

我不知道有多少人对这样的对话保留有记忆,但当我听到这个话题时,不禁哑然失笑。

如果"腰"单纯地指代身体胯上胁下的部分,小孩儿当然是有腰的,那么大人嘴里小孩儿没有腰的说法,又是怎么来的? 如果只是大人们无心地随口一说,为什么会使几代人都形成相似的回忆？ 看来这一问题并不简单。

首先，这与腰的中国民间隐喻有关。

《素问·脉要精微论》中说："腰者，肾之府"，也就是说，在中文里，腰也指肾脏。 在中国传统医学当中肾又与性器官及性能力有莫大关系，比如《素问·上古天真论》中有云："男子二八，肾气盛，天癸至，精气溢泻，阴阳和，故能有子"。 如此一来，按民间朴素的理解，因为处在青春期前的小孩儿自然是没有性能力的，故此自然也没有腰，不信各位回忆回忆，大人说你没有腰的时候你才几岁？

其次，这种说法与腰痛这一症状在成人中更为常见有关。

在几乎所有的大型综合医院的外科门诊中，最为忙碌的都应该是骨科，而在前来骨科就诊的病人当中，主诉频次最高的，就是"腰痛"。 究其病因则以椎间盘突出、骨质增生、骨质疏松、腰肌劳损等退行性疾病为主。

请问，大家几时听说过小孩儿会有这类疾病的呢？ 大人在抱怨腰痛时，往往是在一次重体力劳动之后，而这样的劳动，正常的家庭里，也是不会让孩子们参与其中的，你说

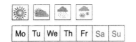

说你一个根本不干重活的小孩，凭什么说自己腰痛呢？

那么，当孩子说"腰痛"时，真的全都是在模仿大人说话吗？ 作为已经为人父母的你我，其实已经不该继续像上一代人那样奚落孩子"没有腰"了，因为有时候，可能孩子是真的痛，而且这种腰痛还可能隐藏着可怕的危机。

比如说，可能是肾结石。

什么？ 小孩儿也有肾结石？ 当然。

儿童的肾结石发病率接近 3%，虽较成人为低，但在临床上已非罕见情况，所以，如果家长们注意到孩子反复说腰痛，真的要考虑到这种可能，必要时需带孩子去儿童医院的泌尿外科门诊求治。

据一项在美国进行的回顾性研究发现，在过去的 10 年里儿童肾结石的发病率升高了 5 倍，原因尚不清楚，但这起码提醒了医务人员，在接诊时要想到这一可能。

我在门诊时，倒是确诊了几例反复腰痛的孩子其实就是因为肾结石，是因为我比其他同事水平高吗？ 非也，因为我本人就是在小学时候被肾结石折磨，直到 2009 年，还有一次严重的发作。 因此，我对这个疾病比别人警惕性更高，也在情理之中，正是久病成良医的典型。

肾结石引发的那种痉挛痛，发作起来会令人非常痛苦，但好在绝大多数情况下结石都可排出体外，不至于伤人性命，但还有些小儿腰痛的情况，可就不那么简单了。

比如肾及肾上腺的恶性肿瘤（常见者为神经母细胞瘤、肾母细胞瘤）就可能以腰痛为首发症状，这类疾病如果早期发现，治愈机会很大（比如低危组神经母细胞瘤经治疗后，治愈率超过 90% ），但由于小儿往往叙述不清，或者说明确表达了腰痛的症状，但未引起家长足够的重视，一句"小孩儿你连腰都没有，你腰痛什么？"来打发，就可能埋下隐患。

如今大城市的医疗条件已足够发达，即使居住在小地方，便利的交通也可以很容易让你迅速抵达大型的医疗中心，对待孩子的小小不适，我的主张是"宁枉勿纵"，如果最后证明没事，那就当解除了心疑暗鬼，如果真的发现了必须要解决的重大问题，那可就是改写了孩子的一生。

一个原本轻松的话题，却要留下一个不轻松的结尾，因为小儿实体肿瘤的问题，确实在社会上乃至医疗界并未引起足够的重视，我请问各位读者，你所在的城市，有小儿肿瘤

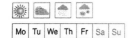

外科吗？ 那么那些得了实体肿瘤的可怜孩子，他们最后的结局是怎么样的？

据我所知，起码有为数不少的一部分，被无情的放弃了，这其中有观念的因素、经济的因素、当地医疗条件的因素，或者，性别的因素……其实，小儿实体肿瘤即使为恶性，也有很大的治愈机会，但由于部分患儿确诊时间较晚，又兼个别家长和部分医务人员观念陈旧，导致有些原本有长期存活机会的孩子痛失治愈良机。

要知道，虽然国内拥有小儿肿瘤外科的医疗机构尚且不多，但有限的小儿肿瘤外科的同道们一直在努力，有时候，由于肿瘤期别较晚，肿瘤在体腔内已攻城掠地与重要脏器黏着紧密，手术十分困难，有时一台手术甚至需要十来个小时……对那些已无治愈机会的患儿，医务人员也会想方设法减轻患儿的痛苦，毕竟，现代的人类文明，不允许我们轻易放弃任何一个生命。

					1	2
3	4	5	6	7	8	9
10	11	12	13	14	15	16
17	18	19	20	21	22	23
24	25	26	27	28	29	30

为何不是你，陪我到最后

女孩儿是幸运的，毕竟她是在进入昏迷状态之后才被转入重症监护室，但我总是忍不住在想那些意识尚存的年长儿，当他们被送入 ICU，在与亲人隔绝的情况下独自面对死亡，是一个多么可怕的场景？ 他们的心里一定充满了哀怨，为何你们不能陪我到最后呢……

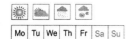

为何不是你，陪我到最后

儿童的高死亡率还是不算太久远的历史，但现代儿科学的发展和进步，已经让健忘的我们这一代人对治愈和预防远比不可治愈和死亡更为熟悉了，我在前面已讲了那么多治愈的例子，作为本书的最末一篇，我却要讲一个悲伤的故事。

2014 年 11 月 15 日，是女孩儿第一次住进我科的日子。女孩儿 7 周岁，乖巧懂事坚强，打针的时候护士发现其右手的血管不太好，习惯性地说："来，宝贝，把左手伸……"话说一半，护士征住了，这孩子没有左臂。

爸爸带着女孩儿前天就诊于我院的胸外科门诊，右侧气胸，左侧液气胸，结合 1 年半以前的骨肉瘤手术史，应该就是肺转移了。怎么办？十分抱歉，我们治不了，另寻高明吧。家属转了一圈，哪里都不肯接收，我们主任心一软，那就收吧，对症治疗。

奇怪的是，孩子的状态非常逍遥，与 CT 片所提示的严重程度明显不符。 家长说，穿刺抽取胸水送肿瘤医院做脱落细胞检查吧。 其实医患双方都很清楚，不会有别的结果，肯定是转移了，这孩子基本没有活路，生存机会渺茫。

　　但，人有的时候需要这样一个心理缓冲，即使是必然要到来的坏消息，如果能掩耳盗铃一阵子，也先瞒着自己吧。

　　胸腔穿刺做过无数次了，但对着空荡荡的左臂做胸穿还是头一回，毫无意外地，胸水是血性，出现了预料之中的结果，没有任何喜悦，心里好堵。 抽出了 350ml 胸水，不知道能让孩子撑多久，每次去查房，不知道说什么好，觉得什么都该说一点儿，又觉得说什么都不对。

　　读研究生期间，我学的是成人普外科，恶性肿瘤晚期最后衰竭致死的老年人见过不少，当患者死去的时候，我通常不会太悲伤，反而会替家属感到解脱。 毕竟，死亡本身就是生命的一部分，为了我们人类种群的延续，我们每一个人，必须要在某个时间点死掉。

　　但孩子是不应该包括在这其中的，她的世界才刚刚开始，刚过去的小学一年级的期中考试，她数学语文都打了 99 分，本来，这个孩子应该经历更多精彩之后，再在老年再无

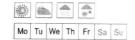

憾地死去，可现在，尚未绽放的生命就要画上休止符了。

"大夫，你说我们应该怎么治疗？"

"你真的想听我的实话么？ 我觉得……陪陪孩子吧，时间不多了。"

"好吧，我去北京再看看，如果确实没有治愈机会，我就领孩子出去走走。"

1 年半以前，这对儿夫妇为了孩子在北京租了房子，京城最有名气的几家医院的相关科室都走遍了，做了 8 次化疗，其中 4 次是在术前，目的是想保住左臂，但术前 4 次化疗后一点儿起色也没有，左臂是保不住了。 一咬牙，保命吧，截肢后又进行 4 次化疗，孩子挺过来了，今年也上学了，学习还挺好，我们接触过太多孩子了，根据孩子在就诊时的表现，大致可以看出孩子的智商，这个孩子非常聪明。

家长一度以为死神已经退却，不料死神亦步亦趋根本未曾远离。 按说这对夫妇的年纪和我差不多，但看起来，老态已非常明显。

我最后一次走进 11 号病房，请家属签字，那孩子在背英语单词。 好孩子，英语学到什么程度了？ 英语学好了之

294

后，就多了一双看世界的眼睛……但我终于没有把这些话说出口，签字毕，匆匆逃离。那两天，我们全科心情都不好。

2014年12月21日女孩儿办了出院手续，南下北京，我们心知北京也无力回天，但也多少心存幻想，毕竟医学进步日新月异，万一真的有什么好办法呢。其实，我说家属掩耳盗铃，作为医生的我又何尝不是在自欺欺人呢。

写好的结局注定更改不了，到北京以后，那家给她做手术及化疗的医院给留置了一根胸腔管，另外，到底还是开了一种化疗药亚砷酸注射液。砷剂治疗恶性肿瘤的研究，在国内始自哈医大张亭栋教授，作为哈医大毕业的我，对这个药物太熟悉了，它的适应证仅为M3型白血病……据女孩儿爸爸说，北京的大夫交代得很清楚，这个药不是针对骨肉瘤的一线化疗药物，对有些患者可能有用。

在北京病情缓解之后，家长带女孩儿回到哈尔滨，大概还以为能度过一段平静的日子。不料，在2014年12月2日一家人刚一下火车女孩儿状态就又不好了，只得再次住进我们医院。

很显然，孩子最后的时刻快到了。这一次不是我管

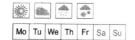

床，但也在值班的时候和孩子爸爸交流过一次，我当时说："你家孩子非常聪明，她肯定知道自己已经不行了，她最害怕的应该是在最后的时刻，她一个人孤独地躺在重症监护室，周围只有陌生的医护，她应该希望自己的身边一直有亲人陪伴，但你和你爱人也要想清楚，从现在到孩子离开这个过程会非常煎熬，你们能受得了么？ 你们的生活还得继续，如果确实承受不了，提前送进 ICU 也是一种选择。"

2014 年 12 月 21 日，星期日，是我们理论上法定的休息日，我照例来查房，昨夜的值班大夫正在吃泡面，从他口中得知，女孩儿今早 5 点多已经在 ICU 走了，昨晚 7 点多转过去的。 转之前，孩子已陷入昏迷状态，也就是说在孩子意识尚存时，父母一直陪在她身边，他们一直没放弃，这对儿夫妇没有让孩子在孤独和恐惧中死去。

其实从她第一次来住院我就知道结局了，骨肉瘤术后肺转移合并气胸后 2 年的生存率小于 10%，我当时估计女孩儿怎么也能撑过半年，没想到死神的脚步如此迅速。 这一回，让习惯了治愈的我们，彻底输掉了一回。

医生这个职业所以吸引人，乃是因为医学给从业者以可以控制人生死的错觉，我们在这样的错觉中自我满足或自我麻痹，但其实，死神只能是被我们逼得暂时退却，最后的赢家永远是死神。 我当年毕业后走投无路才来到儿童医院，最初心中有万般不甘，但工作久了，发现不再像从前那般经常要面对老年患者的亡故，总能在一次次治愈中获得虚荣心的满足，也渐渐认可了自己当初的选择。 我们在大多数的时候都能将患儿健康地交还给家长。 所以，当我们忽然要面对这种注定赢不了的病例时，所有的人都想逃离，我们不愿意直面这样的失败……

据推算在我国罹患恶性肿瘤的孩子每年大约有 6 万 ~ 28.8 万，即使最保守的估计，每年也将有数万类似女孩儿这样的家庭在孩子临终阶段不知所措，因为儿童临终关怀在我国几乎是一片空白。 在科技、医学高度发展的今天，如果不能让数以万计的家庭得到心灵的抚慰，只能被动地承受巨大痛苦的煎熬，那真是对宣称以人为本的现代医学的巨大讽刺，因此，作为医疗服务的临终关怀的意义，远远地超出了既往我们所熟悉的医学范畴。

临终关怀起源于中世纪的修道院与济贫院，为重症的濒死者提供精心的照顾。 目前对临终关怀的定义为，对无治愈希望且生存时间有限（6 个月或更少）的患者提供的积极整体的照顾，包括医疗护理、心理护理和社会支持等各个方面。 其目的在于确保临终患者及其家属的最佳生活品质，

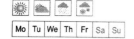

以减轻其生理痛苦和心理恐惧，使患者人生的最后旅程痛苦较少，也使患者家属得到慰藉。其目的既不是治疗疾病或延长生命，也不是加速死亡，而是改善病人有限生命的质量，它是一门新兴的边缘学科，涉及医学、心理学、社会学、护理学、伦理学等众多学科。因此，我们不难理解，对于没有受过针对性训练的普通医务人员来说，难以胜任这一任务。

有学者对临终患儿进行临终关怀和非临终关怀比较显示，86%的家庭和患儿希望有临终关怀，这种良好的非治疗性服务有助于家长和孩子心灵得到极大的抚慰，对患儿疼痛和症状的管理，舒缓精神压力和家庭生离死别的情感非常有效，实行临终关怀的患儿死得更安详……但纵有千般好处，可中国根本就没有什么机构和团体尝试去推动这件事，那么那些本来应该接受临终关怀的患儿及其家庭，在孩子生命最后的时段都经历了些什么呢？

最常见的是过度治疗。尽管许多家长心里明镜似的患儿几无治愈之可能，但仍然承受巨大的经济压力选择继续留院医治。家长一方面期盼着奇迹的出现，另一方面希望通过治疗减轻患儿的症状，延长患儿的生命。但往往事与愿违，这些治疗措施反而给患儿带来了极大的身心痛苦，如果说或可延长生命，那延长的也是痛苦不堪的部分。 更悲剧的是，由于家长经济负担重，甚至会在巨大付出后将负面情绪归咎于患儿，患儿在身体痛苦的同时，还要承担精神的重荷。 没经历过这种场景的读者可能会感到不可思议，但在医院这种情形绝非罕见，就是那些不是绝症，而是有治愈机会但花费较多的疾病，都有部分家长把经济压力产生的负面情绪发泄到生病的患儿身上，治愈无望的时候，濒临崩溃的家长就更容易控制不住情绪。 相比之下，临终关怀机构向晚期癌症患者及其家属提供的服务，非但治疗费用大大低于普通医院，而且远比肿瘤专科医院和综合性医院要专业和高效。

2007 年，美国已有 4700 个机构提供临终关怀，其中64% 的机构更愿意接纳临终患儿，而中国目前虽已建立了超过 120 家临终关怀机构，却无一家是专门为儿童设立的，再结合中美两国的人口数量的差距，我国小儿临终关怀的实际需求缺口有多大就可以想见了。 这一问题的最终解决，也许还需要一个漫长的时间，首先要普及临终关怀的概念，即除了过度治疗和放弃治疗以外，还有一条更好的路径可选；其次要争取到广泛的社会支持，在一些临终关怀发展很好的国家，这部分服务是政府埋单的，而我国由于受到社会经济条件的限制，现阶段不可能建立起像欧美国家那样健全的儿

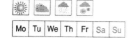

童临终关怀机构，不能保证儿童获得专业的临终关怀照顾，临终儿童走得很无奈；第三条说给医生朋友，那就是在上述条件均不成熟的情况下，普通医院的医护人员要学习并掌握一些的心理学技巧，把握患者的心理分期和个体差异，善于应用倾听的艺术，给予患儿及家长以必要的心理慰藉，让患儿平静度过人生的最后阶段；最后，在现阶段我国亟需建立和完善临终医学伦理道德法规体系，在立法上确立对临终关怀的法律保障机制，得到国家和社会更大程度的支持和保障，促进相关立法的形成。否则，即使目前的个别医生有临终关怀的意识和起码的心理学基本功，也会因为担心作出放弃积极治疗的决策而陷入医疗纠纷，正所谓有心无力，徒叹奈何。

以上的种种制约因素环环相扣，扣成一个死结，在我国何时才能打开这个结，让每年数万临终患儿及其家庭能在巨大的痛苦中得到必要的抚慰，还很难估计。女孩儿是幸运的，毕竟她是在进入昏迷状态之后才被转入重症监护室，但我总是忍不住在想那些意识尚存的年长儿，当他们被送入ICU，在与亲人隔绝的情况下独自面对死亡，是一个多么可怕的场景？他们的心里一定充满了哀怨，为何你们不能陪我到最后呢……

后记

你相信鬼魂吗

　　有一天和女儿憨憨一起看动画英语，其中有一集的名字叫作《寂寞的鬼魂》，内容是唐老鸭、米老鼠和高飞在一所大宅子里捉鬼，这是憨憨早已习惯了的和我相处的方式。从她 3 岁开始，我就开始陪她看各种英语动画，当然，随着她年纪的增长，这种依从性也越来越差，尤其是她可以自己上网搜动画片的时候。但是今天她表现还好，一边看，一边嘴里念叨着那些台词，等到这一集结束，她已笑得前仰后合，然后她忽然问了一句：

　　"爸爸，do you believe in ghosts?"

　　"你说什么？"我一时没反应过来。

　　"爸，你觉得这个世界上有鬼魂么？"

　　这样的提问，让我一下子记起自己小时候向大人提起这

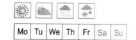

种问题时，长辈那种支支吾吾欲言又止的情形，但我似乎在很小的年纪就已经通过阅读和学习确切地知道这个世界上并无鬼魂，可我也清楚，很多人在这个问题上其实是将信将疑，我在上中学时还煞有介事地在晚自习的时候趁老师不在给同学们讲鬼故事，并成功地将远在离我座位三排之外的俩女同学吓哭。 至于成年之后，在有些特别的夜晚，看到还有不少人在十字路口烧纸钱，更是在心里鄙视的不行。 可见鬼魂的问题，在多数成年人心中也仍据有重要的位置，毕竟，相信死后万事寂灭是无比可怕的事情，鬼魂虽然没有任何人亲见，可是，万一有呢？ 我理解人心的脆弱，却从未打算向世俗妥协，比如我曾多次向家人说起，我死后，不要保留骨灰，顺马桶冲走就好。

可是，我应该如何向一个 7 岁的孩子解释鬼魂的问题呢？

我想到了著名天文学家 Williamherschel 在 1802 年与其儿子的一段关于"星光"的对话，作为恒星天文学之父的 Williamherschel 被视为第一个窥破宇宙深处奥秘的人，他的儿子 John Herschel 后来也成为了天文学家，我想，用同样的例子向憨憨解释鬼魂的问题，实在是太合适不过，没准儿憨憨长大了也会成为科学家呢。

"其实呢"我幽幽地说到，"从某种意义上来说，这个世界上是有鬼魂的。"

　　"哈哈哈哈"憨憨大笑，不知道是在笑我，还是又回忆起了动画片里的情景，"爸，你说你一个天天把科学挂在嘴边上的外科大夫，居然相信有鬼魂，哈哈哈哈哈，真是见了鬼了。"

　　"比如说，我们看到的夜空里的星星就是鬼魂的一种。"

　　"星星？星星是鬼魂？这不是卖火柴的小女孩她奶奶骗她的话么？每个人死后天上就多一颗星星？"

　　"爸爸说的当然不是这个意思，我又不是安徒生，对吧。"

　　"那你说说你啥意思呢？"

　　"我们能看到星星，是因为星星发出的光线进入了我们的眼睛，很多可以发光的星星，其实是和太阳一样的，它们被称作恒星，你有没有想过，为什么太阳看起来很大，而星星看起来很小？因为，太阳离我们实在太近了，假设一下，如果我们与太阳的距离逐渐拉大，远到一定程度时，会

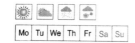

出现什么结果？ 太阳也会看起来和星星一样大小，能理解吧？"

"可这和鬼魂又有什么关系呢？

"通常人们所说的鬼魂是指什么呢？ 是人死后却仍可以被其他人感知的灵魂。 我们看到的有些星星，就是这样的情况。 光传播的速度很快，但也并非无限快，恒星发出的光线到达我们的眼睛，需要一定的时间，一颗恒星离我们越远，那么它的光线到达我们的眼睛需要的时间就越长，当一颗恒星离我们足够远，那么它发出的光到达我们的时间就会很长很长，甚至可能当我们看到这星光的时候，这颗星星本身已经在宇宙中不存在了，因为恒星本身也是有寿命的，也会像人类一样，如期死亡。 所以你看那漫天的星星，有一些其实已经不存在了，那么我们看到的是什么呢？ 当然就是星星的鬼魂咯，这些呢，安徒生自然是不会告诉童话读者的。"

"可是爸爸，那人死后……"

"人死后，是不是也有鬼魂？ 刚才我们看的那个叫《寂寞的鬼魂》的动画片，那里的鬼魂可以戏弄米老鼠和唐老鸭，还可以吓人搞恶作剧，这种意义上的鬼魂，当然是绝对

医生爸爸的
365夜

没有的，但作为脱离于肉体之外思维或意识的存在却可以有别的理解。 比如说爸爸教你背的唐诗宋词，可我们还能看到李白、李清照么？ 哦，你别误会，李清照的名字只是和爸爸的名字比较接近，其实咱不是亲戚关系，你不要乱认姑姑。 这些古代的文人，早已死去好多好多年，可为什么生活在现代的我们，仍然会经常提起他们的名字呢？ 就是因为我们仍能读到他们的作品。 这些作品是什么？ 当然是他们活着的时候思想、思维、心理活动的文字记载，诗人已死去多时，但这些诗词却一代一代传承千年，一直传到我们这里，这些远古的诗人是不是很像那些遥远的星星？ 这些我们今天仍在读的诗词像不像我们看到的星光？"

憨憨听得入神，我又继续说道。

"比如我们的长辈，他们总有一天会死去，离开我们，比如我的爷爷，他已经去世20多年，但爸爸仍然会经常想起他，因为他在世的时候，与家人一起生活时留下的记忆刻在了我的脑海里，也就是说，我爷爷的鬼魂，其实存在于我的思维里、我的大脑里，但是这一切的一切，死去的人本身是再也无法察觉到了，就像我们读的那些古诗词的作者，他们不会知道我们还在读他们的作品，因为感知这种功能需要大脑来完成，但人死后，所有的器官都将彻底失去功能。"

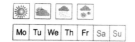

"所以呢，鬼魂的存在，只存在于活着的人的思维意识里。 我们读到的文学作品，也需要大脑来理解，比如爸爸写的这本《心外传奇》和现在正在写的《医生爸爸的 365 夜》……"

"啊，爸爸，我觉得你想多了"，憨憨忽然插话打断我，"你的书你活着的时候就没多少人看，就别指望着你都不在之后还有读者了。"

说完，她抱着玩具跑开了。

注：关于我提到的那段天文学家与儿子的对话，出自国家地理频道纪录片《宇宙时空之旅》第 4 集《相对论》。